Rekenen in de zorg voor niveau 3-4

Basiswerken Verpleging en Verzorging
onder hoofdredactie van:
Drs. J.H.J. de Jong MHA
Drs. IJ.D. Jüngen
Drs. J.A.M. Kerstens
S. van der Meijden-Meijer
E.M. Sesink

Rekenen in de zorg voor niveau 3-4

A. Driessens

D. Brouwer-van Hulst

Werkredactie:
Y. Jüngen
S. van der Meijden

Houten 2013

© 2013 Bohn Stafleu van Loghum, onderdeel van Springer Media
Alle rechten voorbehouden. Niets uit deze uitgave mag worden verveelvoudigd, opgeslagen in een geautomatiseerd gegevensbestand, of openbaar gemaakt, in enige vorm of op enige wijze, hetzij elektronisch, mechanisch, door fotokopieën of opnamen, hetzij op enige andere manier, zonder voorafgaande schriftelijke toestemming van de uitgever.

Voor zover het maken van kopieën uit deze uitgave is toegestaan op grond van artikel 16b Auteurswet j° het Besluit van 20 juni 1974, Stb. 351, zoals gewijzigd bij het Besluit van 23 augustus 1985, Stb. 471 en artikel 17 Auteurswet, dient men de daarvoor wettelijk verschuldigde vergoedingen te voldoen aan de Stichting Reprorecht (Postbus 3051, 2130 KB Hoofddorp). Voor het overnemen van (een) gedeelte(n) uit deze uitgave in bloemlezingen, readers en andere compilatiewerken (artikel 16 Auteurswet) dient men zich tot de uitgever te wenden.

Samensteller(s) en uitgever zijn zich volledig bewust van hun taak een betrouwbare uitgave te verzorgen. Niettemin kunnen zij geen aansprakelijkheid aanvaarden voor drukfouten en andere onjuistheden die eventueel in deze uitgave voorkomen.

Eerste druk, 2009
Tweede herziene druk, 2013

ISBN 978 90 313 9081 6
NUR 897

Ontwerp omslag: Bottenheft, Marijenkampen
Ontwerp binnenwerk: Studio Bassa, Culemborg
Automatische opmaak: Pre Press Media Groep, Zeist

Beeld: Hans Oostrum Fotografie

Bohn Stafleu van Loghum
Het Spoor 2
Postbus 246
3990 GA Houten

www.bsl.nl

Inhoud

	Voorwoord	7
	Over de auteurs	8
	Redactionele verantwoording	9
1	**Schatten en bewerken**	**13**
1.1	Schatten van uitkomsten	14
1.2	Optellen en aftrekken	16
1.3	Vermenigvuldigen en delen	21
1.4	Machten	26
1.5	Exponenten	28
2	**Het metrieke stelsel**	**31**
2.1	SI-eenheden	31
2.2	Decimale voorvoegsels	32
2.3	Inhoudsmaten	34
2.4	De mol	38
2.5	Internationale Eenheden (IE)	39
3	**Leer je rekenmachine kennen**	**41**
3.1	Inleiding	41
3.2	De wetenschappelijke rekenmachine	41
4	**Breuken**	**47**
4.1	Breuken optellen	47
4.2	Breuken aftrekken	49
4.3	Breuken vereenvoudigen	50
4.4	Breuken vermenigvuldigen	50
4.5	Van breuken decimale getallen maken	51
4.6	Afronden	53
5	**Procenten en promillages**	**55**
5.1	Procenten	55
5.2	Promillages	58
6	**Verhoudingen**	**61**
6.1	Inleiding	61
6.2	Rekenen met verhoudingen	61
7	**Concentreren, verdunnen en mengen**	**67**
7.1	De concentratie van een oplossing	68
7.2	Hoeveel opgeloste (vloei)stof bevat de oplossing?	70
7.3	De hoeveelheid mengsel	71
7.4	Verdunnen van oplossingen	71

8	**Gassen (gasflessen en het verbruik in liters per minuut)**	73
8.1	Inleiding	73
8.2	Achtergronden bij de uitgangspunten	74
8.3	Samenpersen van gassen	75
9	**Beroepsspecifiek rekenen**	77
9.1	Inleiding	77
9.2	Rekenen met milligrammen	77
9.3	Rekenen met milligrammen en gewichten	80
9.4	Rekenen met milliliters	82
9.5	Rekenen met milliliters en milligrammen	84
9.6	Rekenen met Internationale Eenheden (IE)	88
9.7	Rekenen met procenten	90
9.8	Rekenen met infusen/druppelsnelheid	92
10	**Antwoorden**	99
	Hoofdstuk 1	99
	Hoofdstuk 2	103
	Hoofdstuk 3	105
	Hoofdstuk 4	105
	Hoofdstuk 5	108
	Hoofdstuk 6	109
	Hoofdstuk 7	110
	Hoofdstuk 8	111
	Hoofdstuk 9	112

Voorwoord

In de zomer van 2008 was er nogal wat ophef over het feit dat veel werknemers in de gezondheidszorg niet meer zouden kunnen rekenen. Ze zouden niet in staat zijn tot juiste uitkomsten te komen bij veel, zelfs eenvoudige, berekeningen. Dit zou dan ook een oorzaak zijn van het vóórkomen van verschillende typen medicatiefouten.

Om aan deze situatie het hoofd te bieden en de kennis van het rekenen op het gewenste peil te brengen, is dit boek ontwikkeld. Het bevat een algemeen overzicht van basisberekeningen, zoals het schattend rekenen. Ook het lezen van getallen in exponenten, die soms op uitslagenformulieren voorkomen, wordt behandeld.

Een erg belangrijk onderdeel van dit boek is hoofdstuk 9, Beroepsspecifiek rekenen. Het bevat vooral berekeningen die ten grondslag liggen aan het werken met oplossingen en verdunningen die toegepast worden bij infusen en injecties.
Ook het werken met gassen (met name zuurstof) heeft in dit hoofdstuk een plaats gekregen. In de praktijk komt het nogal eens voor dat verzorgenden en verpleegkundigen telkens na korte tijd gaan kijken 'of er nog wel genoeg zuurstof is', terwijl uit de combinatie van inhoud, druk en de hoeveelheid zuurstof per minuut op zeer eenvoudige wijze te berekenen valt hoelang er zuurstof door een cilinder geleverd kan worden.

Dit boek nodigt uit tot zelfwerkzaamheid. Alle antwoorden op de vragen en opdrachten staan achter in het boek. Het antwoord op de vragen is dan ook niet de sleutel. De weg er naar toe wél. 'Trucjes' zijn zoveel mogelijk achterwege gelaten. Het gaat immers om het helder bedenken van de oplossing van de vraagstukken.

Wij menen met dit rekenboek een mogelijke oplossing te hebben aangedragen voor de genoemde beperkte rekenvaardigheid in de beroepsgroep.

Dayenne Brouwer-van Hulst
Arno Driessens

Roosendaal – Geertruidenberg, mei 2009

Over de auteurs

Arno Driessens is als docent natuur- en scheikunde aan de opleiding voor Assisterenden in de Gezondheidszorg van 1984 tot 2002 betrokken geweest bij het onderwijs in genoemde vakken. Van 1990 tot heden verzorgt hij ook het vakgebied rekenen bij deze opleiding. Daarnaast heeft hij van 1984 tot 2007 gewerkt binnen de vavo (vmbo-t, voorheen mavo) in het tweedekansonderwijs, en dan met name in het vakgebied natuurkunde.

Dayenne Brouwer is na een aantal omzwervingen in de onderwijswereld beland. Als docent is zij inmiddels al zo'n tien jaar verbonden aan de opleiding voor Assisterenden in de Gezondheidszorg. Ze begon in het vakgebied ziekenhuisfarmacie en is nu betrokken bij het invoeren van competentiegericht onderwijs. De constatering dat het in de zorg nogal eens ontbreekt aan rekenkundige vaardigheden heeft ertoe geleid dat zij samen met Arno Driessens *Rekenen in de zorg voor niveau 3-4* heeft geschreven.

Redactionele verantwoording

Binnen het verpleegkundig en verzorgend beroepsonderwijs gaan de ontwikkelingen snel. Zo zien we onder andere:
- een aanpassing van de kwalificatiestructuur die gebaseerd is op (beroeps)competenties; centraal daarbij staat de vraag welke kennis, vaardigheden en attitudes noodzakelijk zijn om binnen de verpleegkundige beroepscontext de juiste taken en de daaruit voortvloeiende acties uit te voeren met een effectief resultaat;
- een centrale plaats voor de beroepspraktijk (de praktijk als krachtige leeromgeving);
- een scherpere profilering van de verzorgende en verpleegkundige functies/rollen en de daaraan gerelateerde functie-eisen;
- een toenemende aandacht voor flexibele leerwegen in het onderwijs;
- een toenemende aandacht voor het gebruik van elektronische leeromgevingen en leermiddelen die gebruik maken van de computer;
- een toenemende zelfstandigheid en eigen verantwoordelijkheid van de student binnen het leerproces;
- een nieuwe rol voor de docent;
- een andere organisatie van het onderwijs en andere toetsvormen.

Deze ontwikkelingen in het verpleegkundig en verzorgend beroepsonderwijs vragen om leermiddelen die op deze ontwikkelingen aansluiten.

Curriculummodel

Voor de ontwikkeling van de basiswerken is het curriculummodel van de reeks leerboeken *Bouwstenen voor het gezondheidszorgonderwijs* gehandhaafd. Het model sluit aan bij de kwalificatiedossiers voor de verpleegkundige en verzorgende beroepen op mbo-niveau, de diverse beroepsprofielen op hbo-niveau en het rapport *Met het oog op de toekomst; beroepscompetenties van hbo-verpleegkundigen*.
Bij de ontwikkeling van het curriculummodel waren twee uitgangspunten belangrijk:
1 Een theoretisch uitgangspunt, waarbij het *beroepsopleidingsprofiel* centraal staat: de competenties en eindtermen voor de onderscheiden kwalificatieniveaus.
2 Een praktisch uitgangspunt, waarbij de *beroepsprofielen* en de daarvan afgeleide functie- en taakprofielen in de verschillende beroepscontexten centraal staan. Belangrijk is hierbij de vraag welke kennis, vaardigheden en attitude nodig zijn om in een gegeven beroepscontext de vereiste taken, het adequate gedrag en het effectieve resultaat te bereiken.

De eindtermen gerelateerd aan de taakprofielen en de competenties (algemeen, algemeen professioneel en beroepsspecifiek) zijn richtinggevend voor de invulling van de leer- en vormingsgebieden verpleegkunde, verzorgen, ziekteleer, gezondheidsleer en methoden en technieken. Centraal daarin staat de verpleegkunde en de verzorging. In de verpleegkunde en de verzorging leert de beroepsbeoefenaar competent te worden in belangrijke beroepssituaties.
In de dagelijkse praktijk heeft de beroepsbeoefenaar te maken met gezondheid en

gezondheidsproblematiek. In het kader van gezond gedrag heeft hij te maken met zorgvragen vanuit het zelfzorgproces dat gericht is op het in stand houden en/of ondersteunen van het gezond functioneren van de mens. In het kader van gezondheidsproblematiek heeft hij te maken met zorgvragen van het patiëntenzorgproces. Uiteraard hebben beide processen een nauwe relatie met elkaar.

Schematisch ziet het curriculummodel voor de opleiding tot verpleegkundige en verzorgende (kwalificatieniveau 3 en 4) er als volgt uit.

Figuur 0.1
Curriculummodel voor de opleiding tot verpleegkundige en verzorgende op kwalificatieniveau 3 en 4.

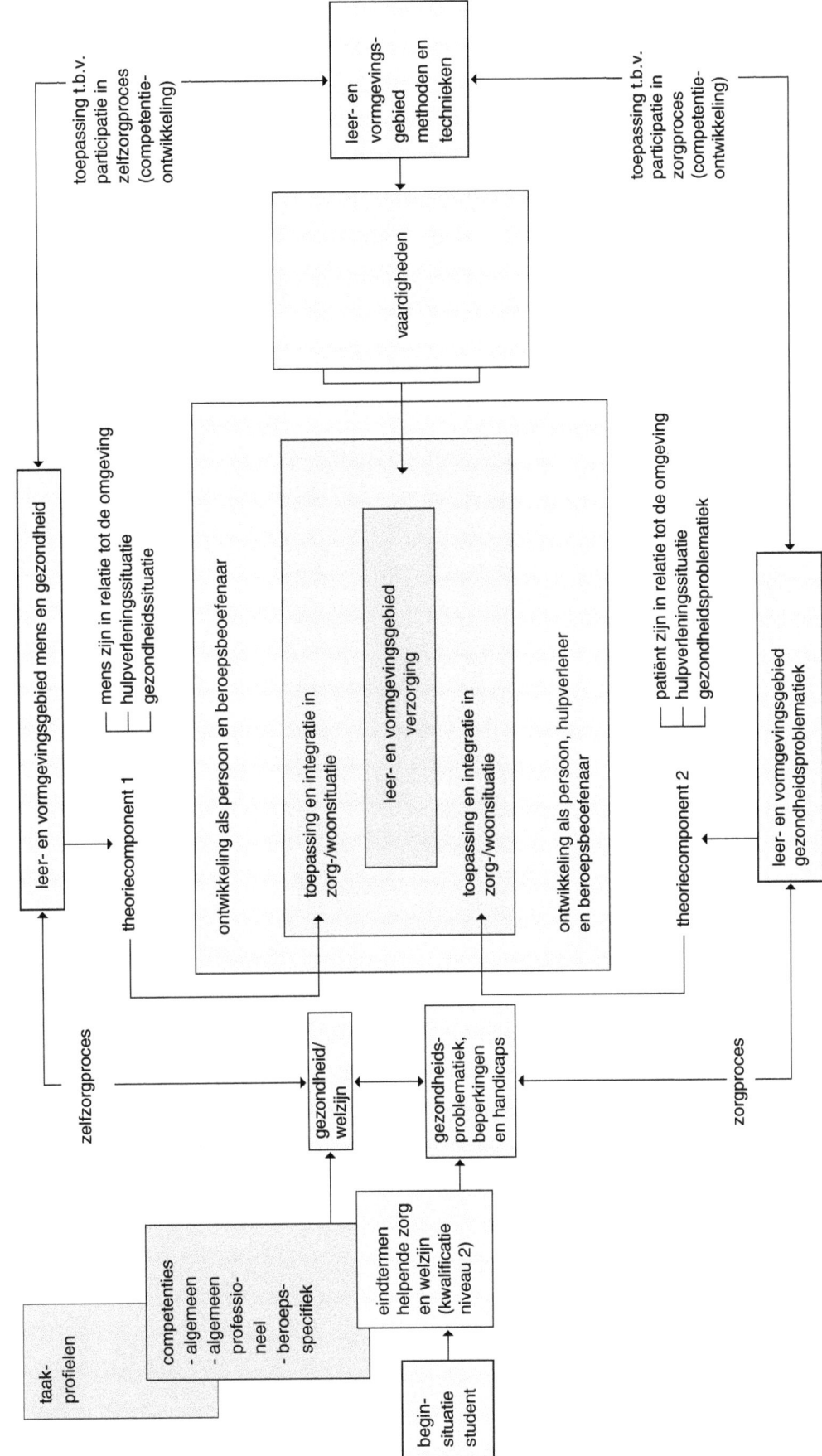

1 Schatten en bewerken

De bewerkingen die in dit hoofdstuk behandeld worden zijn: optellen, aftrekken, vermenigvuldigen en delen. Verder is er een uitleg over machtsverheffen en over het lezen van grote getallen, uitgedrukt in machten van 10, wat ook wel het werken met exponenten wordt genoemd.

Let bij deze bewerkingen vooral op het volgende:
- schrijf duidelijk en houd de berekening overzichtelijk;
- zet bij het optellen en aftrekken de getallen goed onder elkaar, de eenheden onder de eenheden, de tientallen onder de tientallen, enzovoort.;
- zorg ervoor dat bij het optellen en aftrekken van decimale getallen (getallen met een komma erin) de komma's onder elkaar komen;
- schat wat de uitkomst moet zijn en vergelijk de uitkomst van deze schatting met die van de nauwkeurige berekening.

Nog een paar hints

- Werk vooral overzichtelijk! Pas dan is duidelijk wat wáár staat, en vooral: waar het over gaat!
- Het is slim om de antwoorden op vraagstukken (vooral bij toetsen) apart, eventueel onderstreept, te vermelden.

Extra tips

- Natuurlijk is het mogelijk om de onderstaande opgaven helemáál uit het hoofd te maken, maar vaak is het verstandiger om de opgaven op een papiertje te zetten. Probeer in ieder geval in het eerste hoofdstuk (en ook in het tweede) géén rekenmachine te gebruiken.
- Mensen die van zichzelf zeggen dat ze niet kunnen rekenen, bedoelen eigenlijk te zeggen dat ze in het verleden niet kónden rekenen. Vaak komt dit doordat ze in het basisonderwijs op het verkeerde been zijn gezet. We laten in het midden wat hier de oorzaak van is. Mocht het echter op jou persoonlijk van toepassing zijn, bedenk dan: dit is een nieuw begin. Probeer de blokkades te laten vallen, en bekijk elk geval met een frisse blik en door een positieve bril.
- Rekenen is net als vioolspelen: als je het nooit doet, word je er ook niet goed in. Dus: langzaam beginnen en 'doorgaan, vooral doorgaan'.

1.1 Schatten van uitkomsten

Voor sommigen wat overbodig, maar toch kan het nooit kwaad. Het vooraf schatten van een uitkomst voorkomt dat een kleine denkfout een volkomen verkeerd antwoord oplevert. Hoe werkt dit schatten van uitkomsten?

Voorbeeld 1
Bekijk de volgende optelling: 592 + 836 + 716 + 483 =
Maar denk intussen (afgerond op hele honderdtallen): 600 + 800 + 700 + 500 =

De uitkomst van de laatste opgave is 2600, de uitkomst van de eerste is 2627. Door getallen niet te letterlijk te nemen, kun je dus een benadering maken van hoe groot het resultaat van een bewerking ongeveer moet zijn.

Voorbeeld 2
7215 − 2930 =
kun je benaderen door: 7000 − 3000 = 4000.

De uitkomst van dit voorbeeld = 4285.

Met schatten probeer je dus niet het exacte antwoord te geven maar wél tot een redelijke benadering van de uitkomst te komen. Dit lijkt nogal logisch. Maar het zal heus wel eens voorkomen dat je door een rekenfoutje of een ongemerkt typefoutje op een rekenmachine ineens een enorme fout maakt. Als je eerst een schatting hebt gemaakt, valt de fout je in ieder geval op en heb je een reden om nog eens goed te kijken of het antwoord überhaupt reëel is.

VRAGEN EN OPDRACHTEN

1 Schat het antwoord van de volgende opgaven.
a 620 + 310 + 490 =
b 580 + 590 + 509 =
c 109 + 991 + 910 =
d 872 + 82 + 36 =

2 Schat bij de volgende opgaven het antwoord door af te ronden op het dichtstbijzijnde duizendtal.
a 4102 + 6850 =
b 7800 + 7205 =
c 39.010 + 15.099 =
d 8997 + 7059 + 9800 + 300 =

3 Schat ook hier het antwoord door af te ronden op het dichtstbijzijnde duizendtal.
a 8007 − 3998 =
b 6321 − 2519 =
c 9755 − 2013 =
d 21.895 − 14.788 =

Soms kun je schattingen ook gebruiken als een snelle en zekere weg naar het goede antwoord.

Voorbeeld 3
999 + 999 + 999 =
Als je van bovenstaande opgave de som moet schatten, kom je uit op 3000. Door er weer 3 af te trekken (3 × (1000 − 999)), krijg je de juiste uitkomst: 2997. Kijk goed hoe dat werkt.

7000 − 1997 =
Schatting levert een uitkomst op van 5000. Er is namelijk bíjna 2000 van de 7000 afgetrokken. Ná de schatting wordt het verschil weer toegevoegd en is het resultaat 5003.

Ook bij vermenigvuldigen en delen is het mogelijk om af te ronden. Wees daarin vooral niet te bang. Het is immers alleen maar interessant om te weten hoe groot de uitkomst ongevéér zal zijn.

VRAGEN EN OPDRACHTEN

4 Gebruik een schatting om aan het goede antwoord te komen.
a 9998 + 9998 =
b 95 + 95 + 95 + 95 =
c 4000 − 990 =
d 5001 − 2999 =

5 Schat bij de volgende opgaven het antwoord door af te ronden en bereken dan later uit het hoofd het juiste antwoord.
a 4 × 39 =
b 6 × 99 =
c 60 × 1200 =
d 49 × 500 =
e 26 : 4 =
f 27,5 : 5 =
g 33 : 4 =
h 120 : 5 =

Nog iets over schattingen. In de praktijk wordt vaak met getallen gewerkt. Het is daarbij belangrijk om in de gaten te houden dat die getallen ergens over gaan. Probeer dus steeds een voorstelling te maken van wat je antwoord betekent. Hierna volgen een paar voorbeelden om dit te verduidelijken.

Voorbeeld 4
Eén tablet paracetamol weegt 500 mg. Hoeveel wegen 10 tabletten?

Dit is een vraag die gaat over het detail **mg** (milligram).
Een onoplettende lezer heeft al snel opgeschreven dat 10 tabletten 5000 g wegen. Nu is 5 kg paracetamol toch tamelijk veel. Het juiste antwoord is natuurlijk 5000 mg (= 5 g).

Voorbeeld 5

Een liter water weegt één kg. In hoofdstuk 2 gaan we daar dieper op in.
Op de vraag hoeveel het water weegt in een zwembad met een inhoud van 300 m³ kun je niet antwoorden dat je dat wel redt met 300 g water. (Stel je even voor dat iemand van een hoge duikplank in een zwembad duikt waarin de badmeester net een limonadeblikje water heeft leeggegoten.)

Figuur 1.1
Zwembad.

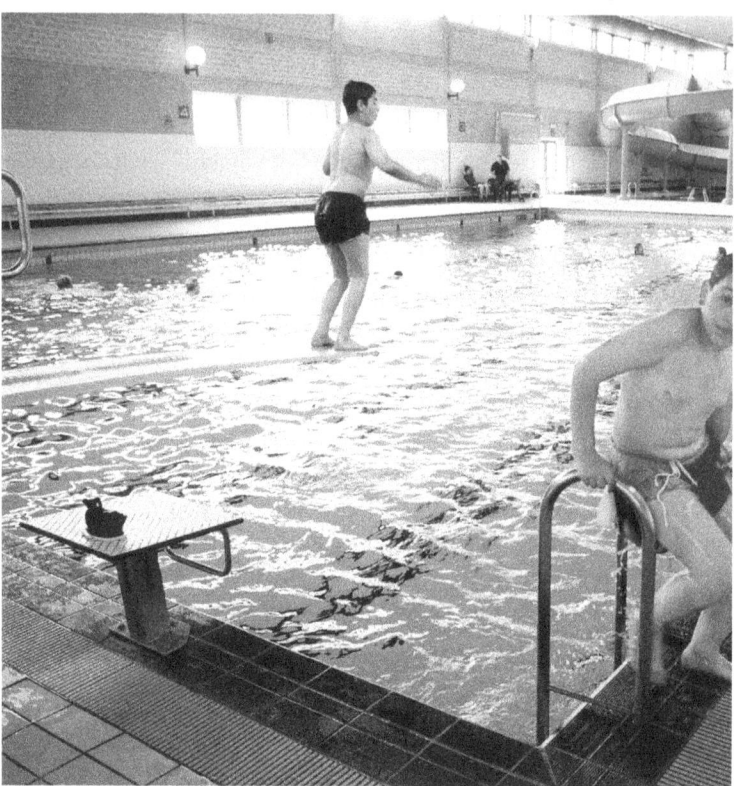

Kortom

- Lees de opgave goed en begrijp de opdracht.
- Bedenk wat de bedoeling is.
- Maak een schatting van de uitkomst.
- Bereken het antwoord.
- Controleer de uitkomst ook nog eens.

1.2 Optellen en aftrekken

Bij optellen en aftrekken is het zaak om, als dat mogelijk is, geschikte combinaties te zoeken die de optelling of aftrekking gemakkelijker maken. Een paar voorbeelden:

Optellen

Voorbeeld 6
Hoeveel is 398 + 1335?

a 1733
b 1633
c 1730
d 1732

Dus: het beste is om van 398 eerst 400 maken door er 2 bij op te tellen. Daarna moet je wel 2 van 1335 aftrekken.

Aftrekken

Voorbeeld 7
Hoeveel is 570 − 51 − 70?
a 439
b 449
c 469
d 349

In dit geval is het verstandig om eerst te bekijken of er getallen zijn die gemakkelijk van elkaar af te trekken zijn. Hier is dat het geval: 570 − 70 = 500. Daarna trek je pas de 51 af.
Uitkomst: 500 − 51 = 449.

VRAGEN EN OPDRACHTEN

6 Bereken.
a 3,5 + ... = 10
b 23,4 + 54,32 =
c 2,6 + ... = 10
d 6734 + 3266 =
e 44 + 27 =
f 111 + 99 =
g 31 + 29 =
h 27 + 16 + 43 + 14 =
i 400 + 255 =
j 131 + 418 + 112 =
k 375 + 15 =
l 96 − 48 =
m 12.345 + 54.321 =
n 48 − 17 =

7 Bereken.
a 103 − 16 =
b 1000 − 34,5 =
c 710 − 71 =
d 870 − 0,87 =
e 1 − 0,367 =

8 In een bepaald jaar zaten er op een driejarig college in de buurt 150 leerlingen in de eerste klassen. Er zitten 125 leerlingen in de tweede klassen en 130 leerlingen in de derde klassen. Hoeveel leerlingen gingen er in dat jaar naar school?

9 Trek af.
a € 3,25 − € 1,75 =
b € 31,16 − € 12,77 =
c € 365,16 − € 299,02 =
d € 1000,50 − € 935,36 =

Intermezzo 1

Meerkeuzevragen. In principe zou je iedere opgave binnen 10 seconden moeten kunnen beantwoorden.

1 Hoeveel is 265 + 141 + 205 + 109?
a 830
b 720
c 730
d 810

2 Hoeveel is 96 + 628?
a 718
b 634
c 728
d 724

3 Hoeveel is 299 + 103 + 211 + 347?
a 960
b 860
c 1050
d 950

4 Hoeveel is 406 + 320?
a 810
b 726
c 806
d 816

5 Hoeveel is 209 + 273 + 101?
a 603
b 673
c 483
d 583

6 Hoeveel is 97 + 5128?
a 5225
b 5313
c 5229
d 5223

7 Hoeveel is 139 + 225 + 365?
a 719
b 639
c 619
d 729

8 Hoeveel is 1738 + 398?
a 2139
b 2134
c 2136
d 2224

9 Hoeveel is 431 + 187 + 243?
a 761
b 861
c 871
d 771

10 Hoeveel is 8030 + 501?
a 8619
b 8531
c 8532
d 8534

11 Hoeveel is 295 + 139 + 195 + 321?
a 940
b 860
c 1050
d 950

12 Hoeveel is 322 + 204?
a 526
b 522
c 436
d 520

13 Hoeveel is 609 + 267 + 113?
a 999
b 1079
c 1099
d 989

14 Hoeveel is 685 − 39 − 85 − 191?
a 380
b 370
c 350
d 270

15 Hoeveel is 6211 − 596?
a 5613
b 5615
c 5515
d 5605

16 Hoeveel is 665 − 24 − 65?
a 576
b 586
c 476
d 556

17 Hoeveel is 905 − 60 − 270 − 5?
a 570
b 560
c 670
d 550

18 Hoeveel is 6556 − 899?
a 5657
b 5655
c 5667
d 5557

19 Hoeveel is 627 − 46 − 27?
a 534
b 454
c 564
d 554

20 Hoeveel is 441 − 53 − 41 − 217?
a 120
b 130
c 150
d 30

21 Hoeveel is 7328 − 299?
a 7029
b 7027
c 7039
d 6929

22 Hoeveel is 105 − 28 − 5?
a 92
b 172
c 62
d 72

23 Hoeveel is 968 − 23 − 68 − 317?
a 580
b 660
c 550
d 560

24 Hoeveel is 7141 − 596?
a 6445
b 6535
c 6543
d 6545

1.3 Vermenigvuldigen en delen

Bij vermenigvuldigen onderscheid je de *vermenigvuldiger*, het *vermenigvuldigtal* en de uitkomst, die het *product* wordt genoemd.

De vermenigvuldiger staat voorop in de vermenigvuldiging. In $25 \times 35 = 875$ is het getal 25 de vermenigvuldiger, het getal 35 het vermenigvuldigtal en het getal 875 het product.

Bij een vermenigvuldiging wordt meestal het kleinste getal vooraan gezet. Dat is het gemakkelijkst. Als je bijvoorbeeld 125 en 12 met elkaar moet vermenigvuldigen, maak dan de vermenigvuldiging 12×125.

Een mooie techniek bij deze vermenigvuldiging is de onderstaande reeks:

$12 \times 125 = 6 \times 250 = 3 \times 500 = 1500$

Grotere vermenigvuldigingen maak je het gemakkelijkst door de honderdtallen, tientallen en eenheden netjes uit elkaar te houden:

Voorbeeld 8

```
    345
    123 ×
   1035
   6900
  34500 +
  42435
```

Bij een vermenigvuldiging met kommagetallen komen er in het product evenveel getallen achter de komma als er in de vermenigvuldiging staan.
Dus:

Voorbeeld 9

```
   34,5
   1,23 ×
   1035
   6900
  34500 +
  42,435
```

Bij delen onderscheid je het *deeltal*, de *deler* en de uitkomst, die het *quotiënt* wordt genoemd.

In de deling $32.625 : 125 = 261$ is het getal 32.625 het deeltal, 125 de deler en 261 het quotiënt.

Meestal voer je zo'n deling uit als een zogenaamde staartdeling:

Voorbeeld 10

```
125 / 32625 \ 261
      250
      ―――
      762
      750
      ―――
      125
      125
      ―――
        0
```

Dezelfde deling kun je natuurlijk ook opschrijven als: $\frac{32625}{125} = 261$.

Ook bij vermenigvuldigen en delen geldt:
- schrijf duidelijk;
- schat wat de uitkomst moet zijn en vergelijk dat met het resultaat van de berekening.

VRAGEN EN OPDRACHTEN

10 Reken uit het hoofd, of met behulp van een kladblaadje, uit.
a $18 \times 25 =$
b $3 \times 4 \times 5 =$
c $56 : 7 =$
d $600 : 40 =$
e $75,5 : 10 =$
f $25 \times 73 \times 40 =$
g $12 : 5 =$
h $60 \times 1,2 =$
i $6 \times 16 =$
j $6 \times 0,12 =$

Handig

Het onderstaande rijtje is erg handig en komt ook vaak terug:

$\frac{1}{8} = 0{,}125$

$\frac{1}{4} = 0{,}25$

$\frac{3}{8} = 0{,}375$

$\frac{1}{2} = 0{,}5$

$\frac{5}{8} = 0{,}625$

$\frac{3}{4} = 0{,}75$

$\frac{7}{8} = 0{,}875$

Verder:

$\frac{1}{3} = 0{,}333$

$\frac{2}{3} = 0{,}667$

11 Reken uit het hoofd, of met behulp van een kladblaadje, uit.
a 6 × 98 =
b 500 : 8 =
c 1200 : 0,3 =
d 120 : 600 =
e 15 : 5 =
f 15 : 0,5 =
g 15 : 0,05 =
h 88 × 24 : 44 =
i 30 × 12 =

12 In een klas zitten 24 leerlingen die ieder € 2 per week sparen. Hoeveel zullen ze sparen in 32 weken? (Leuk idee voor een uitstapje?)

Mooie combinaties

Soms is het handig om bij vermenigvuldigingen en delingen gebruik te maken van combinaties die de opgave een stuk simpeler maken. Als je een getal vermenigvuldigt met 100, kun je er gewoon twee nullen achter zetten of de komma twee plaatsen naar rechts verschuiven (wat gebeurt er dan als je een getal door 100 deelt?)

Vermenigvuldigen met 5 is bijvoorbeeld hetzelfde als vermenigvuldigen met 10 en daarna delen door 2.
Voorbeeld: 240 × 5 = 240 × 10 : 2 = 2400 : 2 = 1200.

Delen door 5 is hetzelfde als vermenigvuldigen met 2 en delen door 10.
Voorbeeld: 1135 : 5 = 1135 × 2 : 10 = 2270 : 10 = 227.

Snel rekenen via breuken (waarover later meer).
Voorbeeld: 0,125 × 160 = $\frac{1}{8}$ × 160 = 160 : 8 = 20.

VRAGEN EN OPDRACHTEN

13 Bereken zo eenvoudig mogelijk.
a 340 : 5 =
b 340 : 0,5 =
c 34 : 0,05 =
d 0,25 × 2400 =
e 0,375 × 1680 =
f 25 × 60 × 4 =
g 125 × 55 × 16 =
h 0,625 × 880 =
i 8080,80 : 16 =
j 2222 : 11 =
k 4004 × 5 =
l 750 : 2,5 =
m 600 × 2,5 =
n 800 × 7,5 =
o 80 : 0,5 =
p 16 : 2 =
q 16 : 0,5 =
r 16 : 0,25 =
s 200 × 0,25 =
t 200 × 0,75 =
u 33 × 11 =
v 1445 : 5 =

Intermezzo 2

Meerkeuzevragen. In principe zou je iedere opgave binnen 10 seconden moeten kunnen beantwoorden.

1 Hoeveel is 25 × 26?
a 650
b 660
c 630
d 680

2 Hoeveel is 8 × 92?
a 706
b 716
c 746
d 736

3 Hoeveel is 24 × 45?
a 1090
b 1080
c 1110
d 1100

4 Hoeveel is 7 × 73?
a 511
b 501
c 491
d 541

5 Hoeveel is 35 × 26?
a 880
b 890
c 900
d 910

6 Hoeveel is 8 × 84?
a 672
b 682
c 652
d 702

7 Hoeveel is 16 × 45?
a 750
b 740
c 710
d 720

8 Hoeveel is 8 × 72?
a 596
b 606
c 576
d 586

9 Hoeveel is 18 × 15?
a 240
b 250
c 280
d 270

10 Hoeveel is 5 × 85?
a 440
b 390
c 425
d 430

11 Hoeveel is 240 : 0,8?
a 300
b 30
c 3000
d 30.000

12 Hoeveel is 27.063 : 90?
a 30.070
b 300.700
c 300,7
d 30,07

13 Hoeveel is 298 : 2?
a 149
b 146
c 150
d 142

14 Hoeveel is 48.054 : 6?
a 8009
b 800,9
c 800.900
d 8.009.000

15 Hoeveel is 180 : 0,2?
a 9
b 9000
c 90
d 900

16 Hoeveel is 27.012 : 30?
a 900,4
b 9004
c 9,004
d 900.400

17 Hoeveel is 796 : 2?
a 406
b 402
c 397
d 398

18 Hoeveel is 24.027 : 3?
a 8009
b 80.090
c 80,09
d 8,009

19 Hoeveel is 21 : 0,7?
a 0,3
b 300
c 3
d 30

20 Hoeveel is 32056 : 80?
a 400,7
b 40,07
c 40.070
d 400.700

21 Hoeveel is 890 : 5?
a 181
b 172
c 178
d 173

1.4
Machten

Bij vermenigvuldigingen met hetzelfde getal is het vaak handiger om het geheel korter op te schrijven:
Zo is: 2 × 2 × 2 eigenlijk: vermenigvuldig het getal 2 driemaal met zichzelf.
Of kort opgeschreven: 2 × 2 × 2 = 2^3 (= 8).
We spreken dan van:
– de 3^e macht van 2 of;
– 2 tot de macht 3 of;
– 2 tot de derde.

Daarin is 2 het *grondtal* van de macht en 3 de *exponent* van de macht.

De reden waarom we dit stukje in dit basishoofdstuk hebben opgenomen, is dat deze manier van getallen schrijven terugkomt bij het schrijven van grote getallen (zie volgende paragraaf) en bij het groeien van micro-organismen.

Voorbeeld 11

$2^3 + 2^3 = (2 \times 2 \times 2) + (2 \times 2 \times 2) = 8 + 8 = 16$

$3^6 - 3^2 = (3 \times 3 \times 3 \times 3 \times 3 \times 3) - (3 \times 3) = 729 - 9 = 720$

Bij het optellen en aftrekken van machten moet je altijd eerst de machten uitrekenen.

Voorbeeld 12

$2^3 = 2 \times 2 \times 2$ en $2^4 = 2 \times 2 \times 2 \times 2$
$2^3 \times 2^4 = (2 \times 2 \times 2) \times (2 \times 2 \times 2 \times 2) = 2^7$
Dus: $2^3 \times 2^4 = 2^7$.

Bij het vermenigvuldigen van machten met dezelfde grondtallen moet je de exponenten optellen.

Voorbeeld 13

$32 : 16 = 2$
Voor 32 geldt: $32 = 2^5$ (want 32 is $2 \times 2 \times 2 \times 2 \times 2$).
Voor 16 geldt: $16 = 2^4$ (want 16 is $2 \times 2 \times 2 \times 2$).

En dan volgt de conclusie: $2^5 : 2^4 = 2^1 (= 2)$.

Bij het delen van machten met dezelfde grondtallen trek je de exponenten van elkaar af.

Samengevat

Machten met *dezelfde grondtallen* kun je met elkaar vermenigvuldigen en op elkaar delen.
Bijvoorbeeld:
$3^4 \times 3^5 = 3^9$ (exponenten optellen);
$3^8 : 3^5 = 3^3$ (exponenten aftrekken).

Verderop gaan we dit vaak gebruiken bij erg grote en kleine getallen, met het grondtal 10.

VRAGEN EN OPDRACHTEN

14 Schrijf als macht.
a $2 \times 2 =$
b $4 \times 4 =$
c $38 \times 38 =$
d $256 \times 256 =$
e $9 \times 9 =$
f $7 \times 7 \times 7 =$
g $4 \times 4 \times 4 \times 4 =$
h $10 \times 10 \times 10 =$

15 Bereken.
a $2^4 =$
b $3^3 =$
c $10^5 =$
d $3^4 =$
e $5^3 =$
f $12^2 =$
g $30^2 =$
h $2^4 + 2^2 =$
i $3^2 + 3^5 =$
j $3^2 + 4^2 =$
k $10^3 + 10^4 =$
l $2^4 \times 2^2 =$
m $3^2 \times 3^3 =$

1.5 Exponenten

Het schrijven van hele grote en van hele kleine getallen vindt zijn basis in het werken met exponenten. Binnen de natuurwetenschappen, en daarmee dus ook bij de uitslagen van diverse laboratoriumuitslagen, is het een veel gebruikte methode om de vaak verschrikkelijk grote en verschrikkelijk kleine getallen schrijf- en leesbaar te houden.

Het geheel werkt met machten van 10. De exponent komt overeen met het aantal nullen.
Bekijk het onderstaande goed:

1	10	100	1.000	10.000	100.000	1.000.000
10^0	10^1	10^2	10^3	10^4	10^5	10^6

Voorbeeld 14
Bij laboratoriumtests op bloed kun je de volgende waarden tegenkomen:
- rode bloedcellen (erytrocyten): 4-6 × 10^{12} per liter;
- witte bloedcellen (leukocyten): 4-10 × 10^9 per liter;
- bloedplaatjes (trombocyten): 150-400 × 10^9 per liter.

Hoe werkt het?

100 schrijf je als 10^2 (want dat is 10 × 10).
200 schrijf je als 2 × 100 en dus als 2 × 10^2.
250.000 is 2,5 × 100.000 kun je dus schrijven als 2,5 × 10^5.
150.000.000.000 is 1,5 × 100.000.000.000 en is dus 1,5 × 10^{11}.

Let op

Het getal wat als eerste genoemd staat, is *altijd* een getal tussen de 1 en de 10. (Dat is een afspraak.)
Het komt voor dat een ×-teken vervangen wordt door het wiskundige maalteken, de punt.
Dus 2 × 3 kan ook geschreven worden als 2 · 3 !

VRAGEN EN OPDRACHTEN

16 Schrijf als exponent.
a 1000
b 10.000
c 1.000.000
d 1.000.000.000
e 20.000
f 2500
g 750.000

17 Schrijf 'normaal' decimaal.
a $2 \cdot 10^2$
b $4 \cdot 10^5$
c $3{,}6 \cdot 10^6$
d $5 \cdot 10^8$

18 Leg uit wat het verschil is tussen:
a $4 \cdot 10^3$ en $3 \cdot 10^4$
b 2^4 en $2 \cdot 10^4$
c 5^3 en $5 \cdot 10^3$
d $3 \cdot 10^2$ en $6 \cdot 10^6$

2 Het metrieke stelsel

Meten doe je in eenheden. Je leeftijd druk je uit in jaren en hoe zwaar je bent in kilogrammen. Het is een kwestie van afspraak.
Hoe groot, hoe zwaar en hoe ver weg zijn 'grootheden'.
De termen waarin je ze uitdrukt, zijn 'eenheden'.

Vanaf 1978 geldt er een internationale afspraak dat er geen andere eenheden meer gebruikt zullen worden dan de officiële internationaal-systeem-eenheden, beter bekend als de SI-eenheden (uit het Frans: Système International).

2.1 SI-eenheden

Tabel 2.1 De zeven grondeenheden zijn

de eenheid van	is	symbool
lengte	meter	m
tijd	seconde	s
massa	kilogram	kg
temperatuur	kelvin	K
elektrische stroom	ampère	A
lichtsterkte	candela	cd
hoeveelheid stof	mol	mol

We zullen ze niet alle zeven behandelen.

Binnen het SI wordt er niet meer gesproken over gewicht, maar over massa. Dit is omdat gewicht iets te maken heeft met de aantrekking door de aarde; gewicht is daardoor veranderlijk. (Je kunt wel gewichtloos zijn, maar niet massaloos.) Omdat dit verschil voor dit rekenboek niet interessant is, laten we het voor wat het is.

De SI-eenheid van temperatuur is de kelvin, en niet de graden Celsius, ook al wordt die over de hele wereld nog volop gebruikt. In de praktijk van verpleging en verzorging komt de kelvin niet voor. In dit boek wordt er daarom niet verder op ingegaan.

Van een flink aantal van deze grondeenheden bestaan weer afgeleiden. Snelheid meet je bijvoorbeeld in kilometers per uur (of officieel in meters per seconde). In laboratoriumuitslagen komt ook vaak de term 'mmol/L' of 'millimol per liter' voor.

Omdat sommige eenheden nogal klein zijn, of juist onwerkbaar groot, worden er ook veel decimale voorvoegsels gebruikt. Ze staan in de volgende paragraaf.

2.2 Decimale voorvoegsels

Hieronder staan de voorvoegsels uit het SI die je moet kennen, omdat ze nogal vaak voorkomen.
Let erop dat er tussen de kilo en de mega 3 stappen van 10 zitten, net als tussen de milli en de micro.

Tabel 2.2 Voorvoegsels uit het SI

voorvoegsel	symbool	vermenigvuldigingsfactor	of
mega	M	1.000.000	10^6
		100.000	10^5
		10.000	10^4
kilo	k	1000	10^3
		100	10^2
		10	10^1
		1	10^0
deci	d	0,1	10^{-1}
centi	c	0,01	10^{-2}
milli	m	0,001	10^{-3}
		0,0001	10^{-4}
		0,00001	10^{-5}
micro	µ	0,000001	10^{-6}

Let op

Mega wordt afgekort met de hoofdletter M en *milli* wordt afgekort met de kleine letter m.
Daarmee zijn de m'en dus op.
Daarom is voor *micro* de Griekse letter m 'geleend', de µ (mu).

Voorbeeld 1

1 g (= 10 dg = 100 cg) = 1000 mg

Let erop dat in dit geval de komma steeds een plaats naar rechts gaat!

Maar ook:

1 mg (= 0,1 cg = 0,01 dg) = 0,001 g

In dit geval gaat de komma steeds een plaats naar links.

Voorbeeld 2

1 kg (= 10 hg = 100 dag) = 1000 g

Andersom:

1 g (= 0,1 dag = 0,01 hg) = 0,001 kg

Pas op

Hierboven worden de decimale voorvoegsels gebruikt bij grammen. Dit kan natuurlijk ook bij meters (zie trapje hieronder), maar ook bij elke andere eenheid: milliliters, milliseconden en megajoules zijn termen die allemaal veel gebruikt worden.

Hoewel niet helemaal correct worden de decimale voorvoegsels ook gebruikt binnen de computerbranche: 1 Mb = 1 megabyte; 1 Gb (1 gigabyte) = 1000 Mb; 1 Tb (1 terabyte) = 1000 Gb, enzovoort.

Let op

Er is, zoals we verderop in dit boek zullen zien, een belangrijk verschil tussen *massa* (hoe zwaar is iets, gemeten in grammen of kilogrammen) en *volume* (hoe groot is iets, hoeveel ruimte neemt het in, gemeten in cm³ of dm³ of liters).

Voor sommigen zou ook het hieronder weergegeven 'trapje' een nuttig hulpmiddel kunnen zijn.

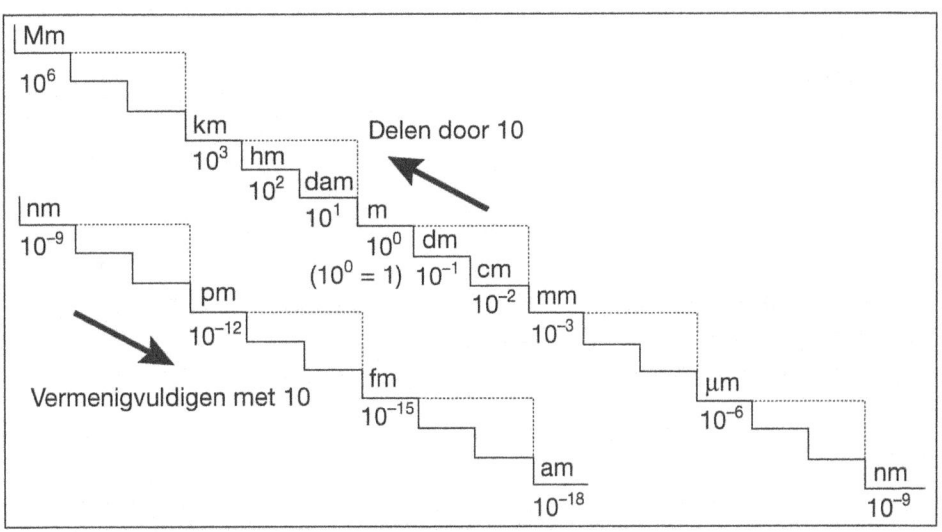

Figuur 2.1 Trapje.

VRAGEN EN OPDRACHTEN

1 Neem over en vul in.
a 2 g = ... µg
b 4 g = ... mg
c 4 mg = ... µg
d 500 mg = ... g
e 3,5 kg = ... g
f 5,5 g = ... mg
g 375 µg = ... mg
h 1 mg = ... µg
i 786 mg = ... g
j 30 mg = ... g
k 400 mg = ... g

2.3 Inhoudsmaten

Van de maten die we hier behandelen, zijn in de gezondheidszorg de inhoudsmaten verreweg de belangrijkste. Het is dan ook de bedoeling dat je daar gaandeweg echt goed mee leert rekenen. Enkele veel voorkomende gevallen kun je (in uiterste nood!) uit je hoofd leren.

Figuur 2.2
Kubieke meter
(getekend).

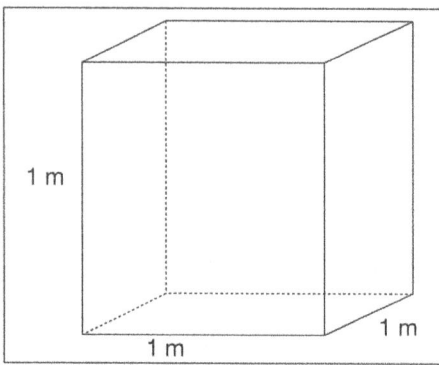

Voorbeeld 3

Het hier getekende blok is 1 m lang, 1 m breed en 1 m hoog.
De inhoud van dit blok is: lengte × breedte × hoogte = 1 m × 1 m × 1 m = 1 m^3.

In dit soort gevallen spreek je niet van 'een meter tot de derde', maar van kubieke meter.

Als eenheid van volume wordt in het SI de kubieke meter gebruikt. In de praktijk is die echter nogal groot.

Figuur 2.3
Kubieke meter
(foto).

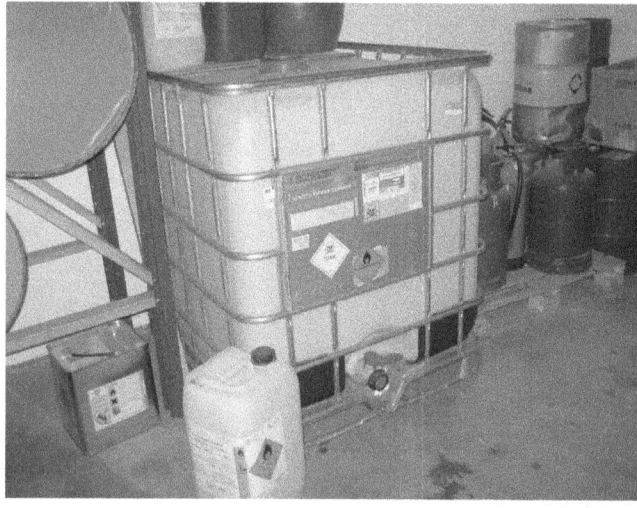

Daarom werken we liever met een afgeleide eenheid, namelijk:
1 dm × 1 dm × 1 dm = 1 dm³.

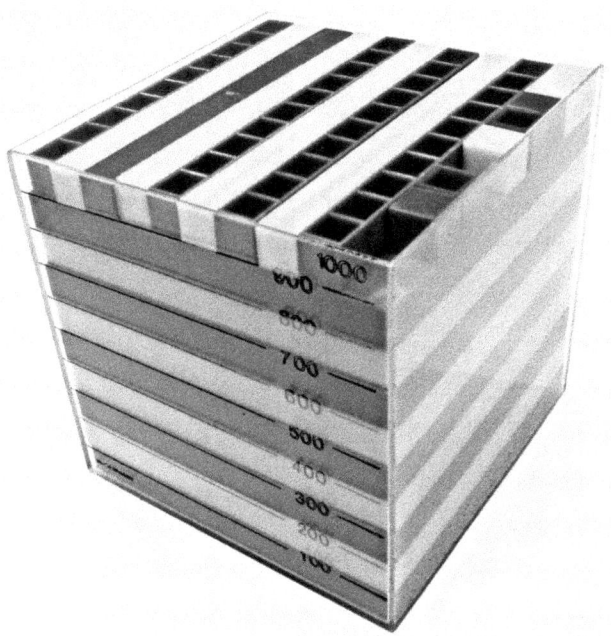

Figuur 2.4
Kubieke decimeter.

Omdat 1 dm = 10 cm geldt echter ook: 1 dm³ = 10 cm × 10 cm × 10 cm = 1000 cm³ (!).

En via 1 dm = 100 mm: 1 dm³ = 100 mm × 100 mm × 100 mm = 1.000.000 mm³.

De literverdeling

In de praktijk is het soms ook eenvoudiger om in plaats van met cm³ en dm³ te werken met liters en de afgeleiden daarvan. De liter en zijn afgeleiden werken op dezelfde manier als de andere eenheden in het SI:

1 l = 1000 ml (veel gebruikt!)
1 ml = 0,001 l

NB: soms wordt voor liter ook de afkorting l gebruikt.

Voor het omrekenen van dm³ en cm³ naar liter, dl, cl en ml moet je goed onthouden dat 1 liter = 1 dm³.
En omdat 1 dm³ = 1000 cm³ en 1 l = 1000 ml, moet ook het volgende gelden:
1 cm³ = 1 ml (= 1 cc).

In de praktijk komen maatcilinders en injectiespuiten voor waarop een maatverdeling in ml staat.
De cm³ (of cc – een ouderwetse afkorting voor cubieke centimeter) en de milliliter kunnen en mogen dus door elkaar gebruikt worden.

Figuur 2.5
1 liter water.

Figuur 2.6
1 dm³ water.

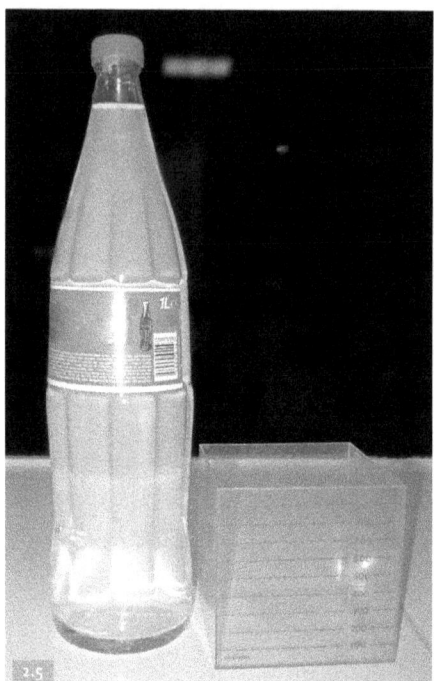
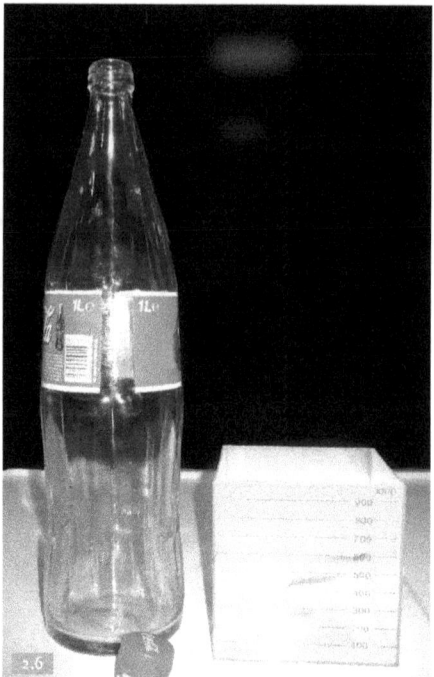

Andere voorkomende maateenheden

- een theelepel = 3 ml
- een paplepel = 8 ml
- een eetlepel = 15 ml
- een maatlepel: is er in diverse maten, wordt bij het medicijn geleverd

VRAGEN EN OPDRACHTEN

2 Neem over en vul in.
a $1 \text{ dm}^3 = \ldots \text{ cm}^3$
b $5{,}72 \text{ dm}^3 = \ldots \text{ cm}^3$
c $53 \text{ dm}^3 = \ldots \text{ cm}^3$
d $5{,}453 \text{ dm}^3 = \ldots \text{ cm}^3$
e $1 \text{ cm}^3 = \ldots \text{ dm}^3$
f $450 \text{ cm}^3 = \ldots \text{ dm}^3$
g $75 \text{ cm}^3 = \ldots \text{ dm}^3$
h $375{,}2 \text{ cm}^3 = \ldots \text{ dm}^3$

3 Neem over en vul in.
a $1 \text{ l} = \ldots \text{ ml}$
b $23{,}45 \text{ l} = \ldots \text{ ml}$
c $2{,}34 \text{ l} = \ldots \text{ ml}$
d $0{,}25 \text{ l} = \ldots \text{ ml}$
e $1908 \text{ ml} = \ldots \text{ l}$
f $90{,}8 \text{ ml} = \ldots \text{ l}$

4 Neem over en vul in.
a $10 \text{ dm}^3 = \ldots \text{ l}$
b $23 \text{ cm}^3 = \ldots \text{ l}$
c $46{,}5 \text{ dm}^3 = \ldots \text{ ml}$
d $45{,}2 \text{ cm}^3 = \ldots \text{ dl}$
e $345 \text{ cl} = \ldots \text{ cm}^3$
f $12{,}5 \text{ ml} = \ldots \text{ dm}^3$

5 In het weerbericht wordt wel eens gezegd dat er 43 mm regen is gevallen.
Hoeveel liter is er dan gevallen op 1 m²?

Deze vraag lijkt moeilijker dan hij is: teken eerst een oppervlakte van 1 m × 1 m, en teken daar dan een laagje op van 43 mm. Reken vervolgens alle afmetingen om in dm en vermenigvuldig die. Je krijgt je antwoord in dm³, maar daar zijn weer heel gemakkelijk liters van te maken.

Hoeveelheid stof

De hoeveelheid stof (en dat kan van alles zijn, ook geneesmiddelen) wordt meestal uitgedrukt in grammen. We hebben het dan over de massa van een stof. In het dagelijks gebruik mag je dan ook spreken over het gewicht.
Verderop in deze paragraaf zul je zien dat er ook andere mogelijkheden zijn: ook de mol (een maat voor het aantal deeltjes) en de IE (internationale eenheid, een maat voor de biologische activiteit van een stof) komen voor.

Volgens natuurkundigen is er een groot verschil tussen de massa van een stof en zijn gewicht. In principe is dat ook wáár. Het gewicht van een stof hangt namelijk af van hoe hard de aarde daaraan trekt. Als je foto's en filmpjes bekijkt die gemaakt zijn in de ruimte, dan zie je dat voorwerpen (en mensen) daar gewichtloos zijn. Dat betekent niet dat ze niets wegen, maar dat de aarde er op dat moment niet aan trekt.

Massa's (gewichten)

De officiële SI-eenheid van massa is de kg. Bij geneesmiddelen werken we echter liever in grammen.
Ook de grammen en milligrammen volgen precies het SI. De stappen zijn dus net als bij de andere voorvoegsels even groot.

Tabel 2.3 Voorvoegsels grammen en milligrammen					
1 Mg	=	1.000.000	1 g	=	0,000.001 Mg
1 kg	=	1000	1 g	=	0,001 kg
1 mg	=	0,001	1 g	=	1000 mg
1 µg	=	0,000001	1 g	=	1.000.000 µg

Voor sommigen zou ook het eerder weergegeven 'trapje' een nuttig hulpmiddel kunnen zijn.

VRAGEN EN OPDRACHTEN

Gebruik hierbij eventueel de afbeelding van het trapje uit paragraaf 2.2.

6 Neem over en vul in.
a 2 g = ... dg
b 4 g = ... cg
c 4 mg = ... µg
d 300 µg = ... mg
e 500 mg = ... g
f 375 µg = ... g
g 1000 µg = ... g
h 786 g = ... µg

7 Vul in.
a 1 l = ... dm³
b 1,5 kg = ... g
c 6,5 g = ... mg
d 50 mg = ... g

8 Meer invuloefeningen.
a 8,25 cm³ = ... mm³
b 1,6 dm³ = ... cm³
c 250 mg = ... g
d 750 g = ... kg

9 Met grammen en microgrammen.
a 2,05 g = ... mg
b 120 mg = ... g
c 16 mg = ... µg
d 25.500 µg = ... mg
e 8400 µg = ... mg
f 0,45 mg = ... µg
g 251 mg = ... g
h 6,98 g = ... mg
i 0,316 kg = ... g
j 9000 mg = ... g

10 Vul de ontbrekende cijfers in onderstaande opgaven in.
a Patiënt Jansen krijgt per dag 6 g paracetamol. Dat is ... mg. Zij krijgt ... zetpillen van 1 gram per dag.
b Hanane slikt Levothyroxine 1 x daags 50 µg. Dat is ... g.
c Een emmer met 2,3 liter desinfectiemiddel bevat ... ml.
d Heer Wang slikt 4 x daags 1 tablet paracetamol/codeïne. Een tablet bevat 500 mg paracetamol en 10 mg codeïne. Hij krijgt ... mg paracetamol en ... g codeïne per dag.
e Aan een infuuszak van 0,25 liter wordt 50 ml antibiotica toegevoegd. De infuuszak bevat nu ... ml.

11 Een kubus meet 10 bij 10 bij 10 cm.
a Teken deze kubus even (op schaal, hoeft niet heel erg nauwkeurig).
b Bereken de totale oppervlakte van deze kubus. (Denk hier even over na!)
c De kubus wordt in alle drie de mogelijke richtingen doormidden gesneden. Hoeveel kubusjes krijg je nu?
d Hoe groot is de ribbe van elk kubusje?
e Wat is de totale oppervlakte van alle kubusjes samen?
f Wat houdt dit in voor het oppervlak van stoffen die in erg kleine deeltjes vermalen zijn?
g Wat lost sneller op in water: kandij- of poedersuiker? Hoe zou dit dan komen?

2.4
De mol

Eigenlijk is de mol een uitvinding van chemici. Zij hadden deze eenheid nodig om het aantal deeltjes dat in een chemische verandering meedoet te kunnen meten en vooral berekenen. In laboratoriumuitslagen kom je de mol veel tegen.
Het grote voordeel van de mol, en ook de belangrijkste reden waarom de eenheid gebruikt wordt, is dat je meteen weet hoeveel deeltjes er gemeten worden.

Figuur 2.7
Molecule.

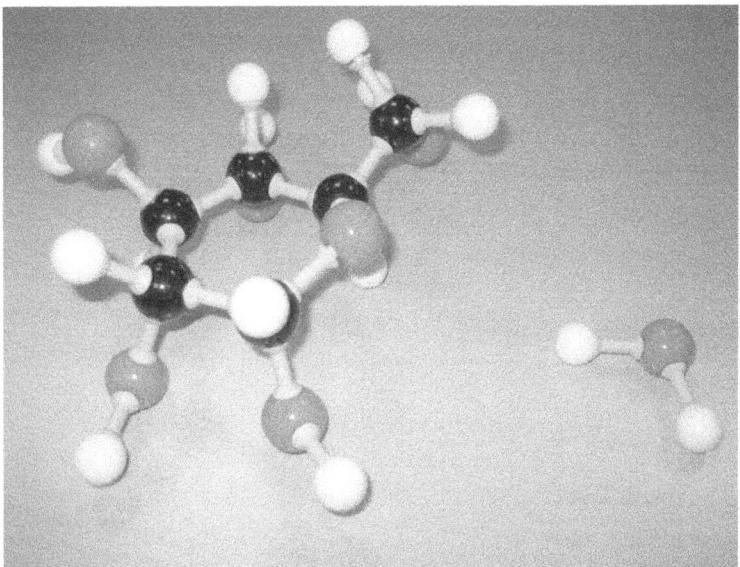

Omdat het erg ver gaat om de hele theorie hier uit te leggen, vinden we het genoeg om te stellen dat:
- 1 mol deeltjes is een bepaald, maar groot aantal deeltjes;
- voor elke soort stof geldt dat het weliswaar hetzelfde aantal deeltjes zijn, maar een verschillend aantal grammen (omdat de moleculen van die stoffen ook verschillen in massa; duizend paperclips wegen ook minder dan duizend fietsen);
- net als bij de meter en de liter bestaat dus ook de millimol (mmol) en de kilomol (kmol).

De berekening hoe je nu precies de massa van 1 mol van een stof uit kunt rekenen willen we, vanwege de moeilijkheidsgraad, in dit boekje niet doen.

2.5 Internationale Eenheden (IE)

Internationale eenheden (ook wel kortweg *eenheden* (E) genoemd) is een maat voor de specifieke biologische werking van een stof. Daarbij is dus niet het aantal grammen of mol belangrijk. Meestal gaat het om stoffen als hormoon- en enzympreparaten, antibiotica en vitaminen.

Hoewel van veel van deze stoffen nauwkeurig bekend is hoeveel van die stof nu 1 IE is, en dus eigenlijk de IE niet meer nodig is, wordt de IE nog steeds gebruikt, omdat het een heel handig systeem is.

We komen hier verderop in het boek uitgebreid op terug.

De massaequivalenten van 1 IE voor enkele stoffen

- 1 IE insuline: 45,5 µg pure kristallijne insuline;
- 1 IE vitamine A: 0,3 µg retinol;
- 1 IE vitamine C: 50 µg ascorbinezuur;
- 1 IE vitamine D: 0,025 µg cholecalciferol/ergocalciferol;
- 1 IE vitamine E: 0,667 mg d-alfa-tocoferol.

Bron: Wikipedia

3 Leer je rekenmachine kennen

3.1 Inleiding

We gaan ervan uit dat je gedurende de afgelopen jaren meer dan genoeg ervaring hebt opgebouwd met de normale huis-tuin-en-keukenrekenmachines, zoals die op een gemiddelde mobiele telefoon.

3.2 De wetenschappelijke rekenmachine

Wetenschappelijke rekenmachines verschillen van de 'normale' rekenmachines doordat ze een fors aantal extra functies hebben. Wetenschappelijke rekenmachines zijn te herkennen aan functieknoppen met de volgende opschriften: sin (sinus), cos (cosinus), tan (tangens), ee of exp (exponenten), X^2, $\sqrt{}$ en dergelijke.

Er zijn verschillende waarden uit laboratoriumuitslagen maar ook andere bewerkingen die je met een wetenschappelijke rekenmachine eenvoudig kunt berekenen. De berekeningen in de hierna volgende hoofdstukken kun je dus ook maken met een rekenmachine.

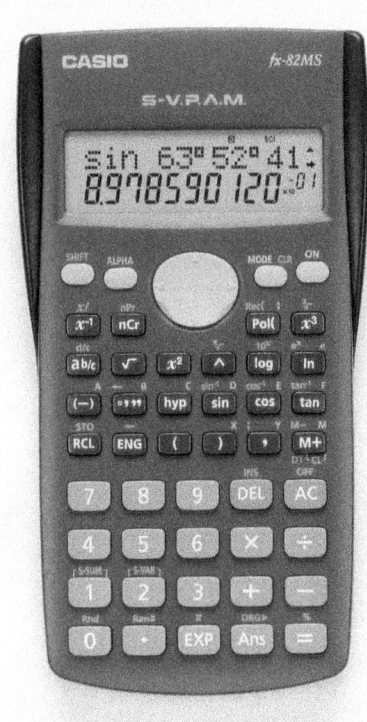

Figuur 3.1
Rekenmachine.

De functie x^2

Deze functie levert je na het intoetsen rechtstreeks het kwadraat van een getal.

De functie y^x

Deze functie lijkt op de voorgaande, maar hiermee kun je elke macht intikken die je wilt hebben. (Bij sommige rekenmachines is deze functie alleen te bereiken via de shift-toets, en wordt ook wel x^y genoemd, bij andere machines kom je ook wel de toets ^ tegen met dezelfde functie.)

Voorbeeld 1

Sommige bacteriën hebben de neiging om zichzelf, als de omstandigheden gunstig zijn, elke twintig minuten te delen. Als je start met één bacterie, heb je er dus na twintig minuten twee en na veertig minuten vier. In het begin is dat nog niet zo indrukwekkend, maar op een gegeven moment wél. Hoe dit verloopt, zie je in het onderstaande schema.

tijd (in minuten)	0	20	40	60	80	100	120	140	160	180
aantal delingen	0	1	2	3	4	5	6	7	8	9
aantal bacteriën	1	2	4	8	16	32	64	128	256	512
aantal bacteriën	2^0	2^1	2^2	2^3	2^4	2^5	2^6	2^7	2^8	2^9

Als je goed kijkt, kun je dus het aantal bacteriën vinden door te kijken hoeveel delingen er geweest zijn, en vervolgens berekenen hoe groot het aantal bacteriën is.

Vraag:
Hoeveel bacteriën ontstaan er in gunstige omstandigheden uit één bacterie na acht uur?
Antwoord: in acht uur zijn er $8 \times 3 = 24$ delingen geweest. Het aantal bacteriën is dan 2^{24}. Je tikt dat in als: 2 'y^x' 24 (= 16.777.200 bacteriën!).

Dit soort gevallen staan ook bekend als 'exponentiële groei'.

Figuur 3.2
Bacteriekolonie.

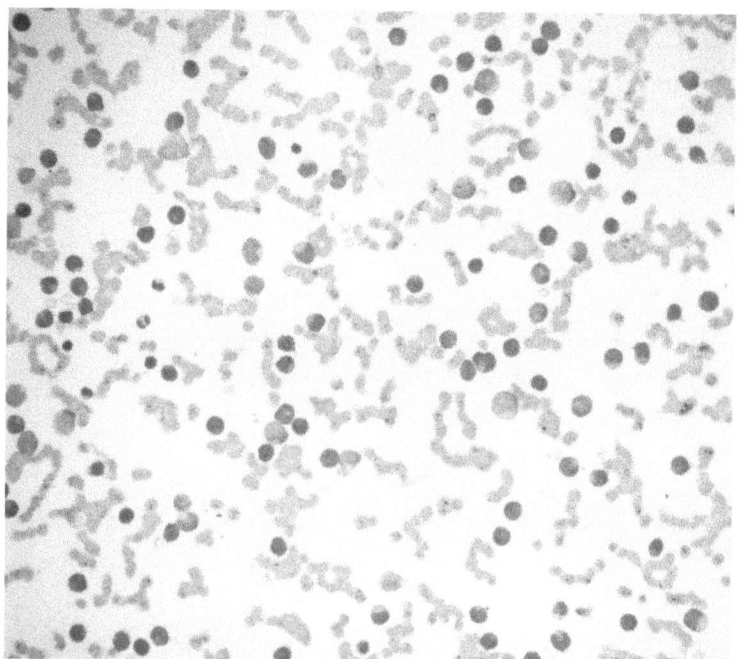

Mocht het bovenstaande te moeilijk zijn, dan is het slim om nog even te kijken in hoofdstuk 1 bij 'machten'.

De functie ee of exp

Bij Casio-rekenmachines vind je de knop exp; bij een apparaat van Texas Instruments heet deze functie ee. Met deze knop kun je de exponenten weergeven.

Voorbeeld 2
Je wilt berekenen: $6 \cdot 10^{25} \times 1{,}6 \cdot 10^{-19} =$
Je tikt in: 6 'exp' 25 '×' 1,6 'exp' '±' 19 '='

(Een variant zou kunnen zijn: 6 'ee' 25 '×' 1,6 'ee' '-' 19 '=')

(De knop '±' of '-' heb je nodig om de positieve exponent om te zetten in een negatieve.)
In het afleesvenster komt nu het volgende te staan: 9,6 06.
Dit getal moet je lezen als: $9{,}6 \cdot 10^6$.

Pas op

Je **mag** de 10 in je berekening **niet** intikken: als je de exp-knop gebruikt, 'weet' de machine dat het gaat om een macht van 10! Gebruik ook verder de 'y^x' niet, het is niet nodig en daarmee een foutenbron.

Voorbeeld 3
In een liter bloed bevindt zich 0,49 liter erytrocyten (rode bloedcellen). Bij elkaar zijn dat er $5 \cdot 10^{12}$.
Wat is het gemiddelde volume van 1 erytrocyt (het MCV)?
Je berekent dat via

$$\frac{0{,}49}{5 \cdot 10^{12}} = 9{,}8 \cdot 10^{-14}$$

(In een laboratoriumuitslag wordt deze uitslag vertaald als 98 femtoliter.)

Op de rekenmachine toets je in: 0,49 '÷' 5 'exp' 12 '='.

Overigens kunnen bepaalde machines ook in een zogenaamde scientific mode (mode sci) gezet worden, waarin alle getallen worden weergegeven met exponenten. Probeer dat uit, maar zorg er ook voor dat je weet hoe je die modus weer uitzet!

De functie $a^{b/c}$

Deze functie, die niet op elke wetenschappelijke rekenmachine zit, maakt het mogelijk om met je rekenmachine breuken uit te rekenen.

Voorbeeld 4

De berekening:

$$3\frac{1}{8} \times 4\frac{1}{4}$$

tik je op je rekenmachine in als: 3 'a$^{b/c}$' 1 'a$^{b/c}$' 8 'a$^{b/c}$' '×' 4 'a$^{b/c}$' 1 'a$^{b/c}$' 4 'a$^{b/c}$' '='
De machine zal als antwoord geven:

$$13\frac{9}{32}$$

De modus fix

Bij de meeste rekenmachines kun je niet-afgeronde getallen ingeven, waarbij de machine die getallen in het afleesvenster afrondt op een door jou gewenst aantal decimalen. Deze functie is te vinden als 'modus' onder de naam 'fix'. Rekenmachines met deze optie geven bijvoorbeeld na de opdracht 'mode' 'fix' 1 in het afleesvenster alle getallen afgerond op 1 decimaal.

Als de rekenmachine deze functie niet heeft, moet je met de hand afronden.

De vuistregel daarbij is dat je bij afronden op hele getallen alles tot 0,5 afrondt naar beneden en vanaf 0,5 (en daar zit 0,5 dan bij) naar boven. Zie daarvoor verder in hoofdstuk 4, Breuken.

Waarschuwing

Het allergrootste voordeel van een rekenmachine is dat een tussentijdse afronding niet nodig is. Dat is ook technisch veel beter. Tussentijds afronden levert namelijk altijd een zekere fout in de uitkomst. Daarom:

Bij welke berekening dan ook, laat alle getallen zo compleet mogelijk in de rekenmachine staan (gebruik eventueel het geheugen (M van memory)) en rond pas af bij de einduitkomst.
(Sommige moderne machines hebben meerdere geheugens, waar soms tot 10 verschillende getallen in kunnen worden opgeborgen. Het is dan wel belangrijk om te onthouden welk getal op welke geheugenplaats zit.)

Afronden gebeurt dus pas op het laatst.

De knop [° ′ ″] (minuten en seconden)

Een uur heeft 60 minuten. Er is een probleem als je moet uitrekenen hoeveel uur en hoeveel minuten bijvoorbeeld 2,25 uur is.
Standaard kun je dat doen door eerst de 2 uur af te trekken, maar dan blijft er nog 0,25 uur over. En 0,25 uur is géén 25 minuten.
De berekening vervolgt dan door de 0,25 te vermenigvuldigen met de 60 minuten in een uur.
Dus: 0,25 uur is 0,25 × 60 minuten = 15 minuten.

Casio's hebben daar een aparte knop voor; je kunt er een decimaal getal mee terugrekenen naar minuten en seconden. Je kunt hem meestal bereiken via de shift-toets.
Voorbeeld: 2,234 uur = 2° 14° 2,4 = 2 uur, 14 minuten en 2,4 seconden.

VRAGEN EN OPDRACHTEN

1 Een bepaalde bacterie kan zich onder gunstige omstandigheden elke dertig minuten delen. Bereken het aantal bacteriën dat uit één bacterie kan ontstaan in
a 8 uur.
b 24 uur.

2 Een andere bacteriesoort verdubbelt zich elk uur in aantal. Na 36 uur komt op die manier een jampotje vol. Hoe lang duurde het voordat de jampot voor een vierde deel gevuld was? (Probeer deze vraag te beantwoorden zonder je rekenmachine te gebruiken.)

3 Bereken.

a $\dfrac{8{,}4 \cdot 10^3}{4{,}2 \cdot 10^2}$

b $6{,}66 \cdot 10^{34} \times 1{,}25 \cdot 10^{-18} =$

c $\dfrac{8{,}325 \cdot 10^5}{2{,}2 \cdot 10^{-8}}$

d $\dfrac{2{,}4 \cdot 10^{24}}{6 \cdot 10^{23}}$

e $2{,}4 \cdot 10^{24} \times 1{,}66 \cdot 10^{-23} =$

f $\dfrac{6 \cdot 10^{50}}{6 \cdot 10^{48}}$

4 Bij een bepaalde persoon bevat een liter bloed 0,4 l rode bloedcellen. Bij telling blijken dat er $4{,}5 \cdot 10^{12}$ te zijn. Verder blijkt deze persoon 10 mmol per liter aan hemoglobine in zijn bloed te hebben.
 a Hoe groot is het volume van één gemiddelde rode bloedcel (in liters)? (Deze berekening levert, zoals hierboven al vermeld, het MCV (Mean Corpuscular Volume; Engels voor gemiddelde volume van één rode bloedcel.)
 b Hoeveel hemoglobine (in mmol) bevat één rode bloedcel (Mean Corpuscular Haemoglobin = MCH)?
 c Wat is de concentratie aan hemoglobine (in mmol/l) in één liter pure rode bloedcellen? (Probeer zelf te verzinnen hoe je dat uit kunt rekenen, dit is de MCHC, de Mean Corpuscular Haemoglobin Concentration.)

5 Hoeveel uren, minuten en seconden is:
a 2,5 uur
b 3,75 uur
c 2,894 uur
d 4,765 uur

6 Bereken met behulp van je rekenmachine.

a $4 : \dfrac{1}{4} =$

b $2 : \dfrac{1}{3} =$

c $8 : \dfrac{2}{3} =$

d $88 : 22\dfrac{1}{4} =$

4 Breuken

Breuken kom je overal tegen, zelfs op verjaardagsfeestjes: als een taart in 8 stukken gedeeld moet worden, dan krijgt iedereen $\frac{1}{8}$ taart. Breuken zijn heel gewone getallen. Alle hoofdbewerkingen zijn er op van toepassing. Toch zijn er een paar speciale regels, zoals hieronder wordt vermeld.

4.1 Breuken optellen

Figuur 4.1

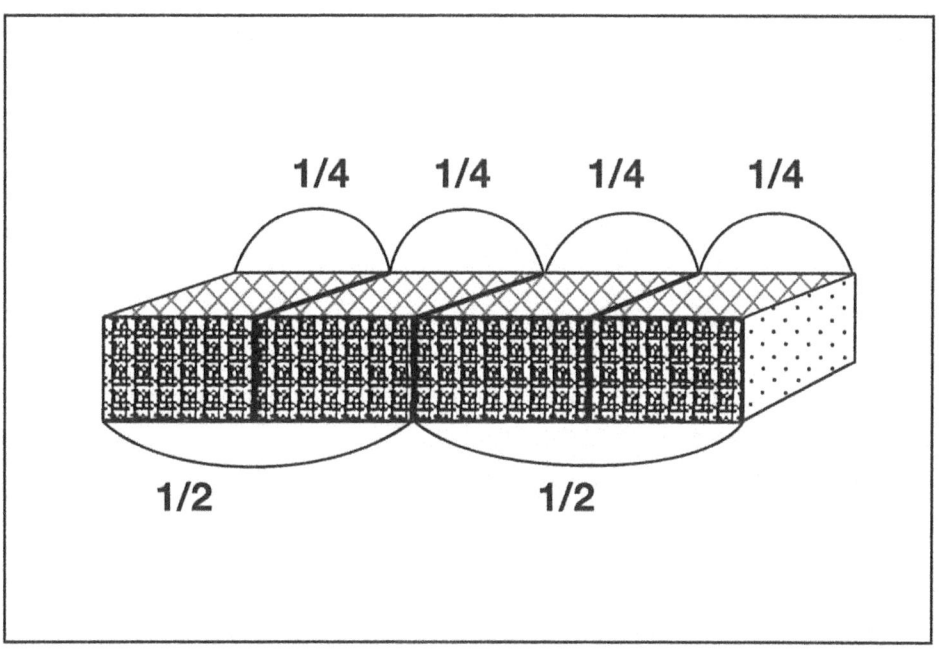

De balk in figuur 4.1 is zowel in 2 stukken als in 4 stukken verdeeld. Elk kwart stuk is $\frac{1}{4}$ deel van de balk. Die breuk geeft dus aan: 1 gedeeld door 4.

De breuk $\frac{1}{4}$ stelt een deel voor van iets, in dit geval de balk, die in vier stukken verdeeld is. Tevens is die breuk zelf ook een getal. In dit geval noemen we 1 de teller en 4 de noemer.

Aangezien breuken getallen zijn, kunnen we ze optellen: $\frac{1}{4} + \frac{1}{4} = \frac{2}{4} = \frac{1}{2}$.

Op dezelfde manier werkt ook: $\frac{1}{4} + \frac{1}{4} + \frac{1}{4} + \frac{1}{4} = \frac{4}{4} = \frac{1}{1}$.

Opmerkingen

- Breuken met dezelfde noemer heten gelijknamige breuken.
- Pas als breuken gelijknamig zijn kunnen ze bij elkaar opgeteld worden.
- Bij optellen van breuken worden de tellers opgeteld, de noemers blijven gelijk. Soms is het mogelijk om bepaalde breuken te vervangen door even grote breuken met een andere noemer. Dan moet je zowel teller als noemer met hetzelfde getal vermenigvuldigen.

Voorbeeld 1

$\frac{1}{3} = \frac{2}{6} = \frac{3}{9} = \frac{4}{12} = \frac{5}{15}$ enzovoort – door teller en noemer te vermenigvuldigen met respectievelijk 2, 3, 4, 5, enzovoort.

Voorbeeld 2

De breuk $\frac{40}{60}$ is te vervangen door de breuken $\frac{20}{30}, \frac{10}{15}, \frac{8}{12}, \frac{4}{6}$ of $\frac{2}{3}$ door teller en noemer te delen door respectievelijk 2, 4, 5, 10 en 20.

Nu is de breuk $\frac{2}{3}$ geschreven met zo klein mogelijke getallen.

Ofwel: de breuk is vereenvoudigd.

Het vereenvoudigen van breuken komt verderop in dit hoofdstuk terug.

Soms zal het gelijknamig maken van de breuken moeilijkheden geven: $\frac{5}{9} + \frac{2}{7} = ?$

In dit soort gevallen worden de teller en noemer van de ene breuk vermenigvuldigd met de noemer van de andere breuk.

$\frac{5}{9} \times 7 = \frac{35}{63}$ en $\frac{2}{7} \times 9 = \frac{18}{63}$

De optelling wordt dan: $\frac{35}{63} + \frac{18}{63} = \frac{53}{63}$.

VRAGEN EN OPDRACHTEN

1 Optellen van gelijknamige breuken.

a $\frac{7}{13} + \frac{3}{13} =$

b $\frac{9}{31} + \frac{12}{31} + \frac{..}{31} = 1$

2 Optellen van ongelijknamige breuken.

a $\frac{5}{18} + \frac{1}{9} =$

b $\frac{1}{2} + \frac{1}{3} =$

c $\dfrac{5}{8} + \dfrac{1}{2} =$

d $\dfrac{..}{6} + \dfrac{2}{12} = 1$

e $\dfrac{1}{8} + \dfrac{..}{24} = 1$

f $\dfrac{1}{8} + \dfrac{5}{12} + \dfrac{1}{6} =$

g $\dfrac{1}{16} + \dfrac{3}{8} + \dfrac{5}{32} =$

h $\dfrac{1}{6} + \dfrac{2}{15} = \dfrac{..}{30}$

4.2
Breuken aftrekken

Evenals bij het optellen van breuken is het voor het aftrekken van breuken noodzakelijk dat de noemers gelijknamig zijn. Alleen gelijknamige breuken kun je van elkaar aftrekken.

Voorbeeld 3

$\dfrac{3}{5} - \dfrac{1}{5} = \dfrac{2}{5}$ of $\dfrac{11}{12} - \dfrac{7}{12} = \dfrac{4}{12}$

De tellers trek je af, de noemers blijven gelijk.
Ongelijknamige breuken kun je aftrekken door er eerst gelijknamige breuken van te maken.

VRAGEN EN OPDRACHTEN

3 Bereken.

a $\dfrac{12}{15} - \dfrac{4}{15} =$

b $\dfrac{5}{8} + \dfrac{1}{4} =$

c $1 - \dfrac{3}{16} =$

d $\dfrac{..}{32} - \dfrac{2}{8} = \dfrac{1}{32}$

e $\dfrac{5}{8} + \dfrac{3}{16} =$

f $\dfrac{58}{128} - \dfrac{2}{5} =$

g $\dfrac{2}{3} - \dfrac{1}{4} =$

h $\dfrac{33}{42} - \dfrac{15}{84} =$

4.3 Breuken vereenvoudigen

Eerder hebben we al gezien dat een breuk zijn waarde houdt als de teller en de noemer door hetzelfde getal gedeeld kunnen worden. Deze regel kun je ook toepassen op het vereenvoudigen van breuken.

In plaats van de breuk $\frac{8}{24}$ mag je ook schrijven: $\frac{4}{12}$, $\frac{2}{6}$ of $\frac{1}{3}$.

Steeds weer zijn teller en noemer gedeeld door 2.
Met andere woorden: vereenvoudigen kan ook stap voor stap.

Het is de bedoeling dat steeds als een breuk vereenvoudigd kan worden dit ook moet gebeuren.

VRAGEN EN OPDRACHTEN

4 Vereenvoudig.

a $\frac{48}{60}$

b $\frac{44}{242}$

c $\frac{12}{24}$

d $\frac{25}{125}$

e $\frac{16}{40}$

f $\frac{125}{375}$

g $\frac{48}{60}$

4.4 Breuken vermenigvuldigen

Als je hele getallen vermenigvuldigt met breuken, zoals $3 \times \frac{1}{4}$, moet je het hele getal vermenigvuldigen met de teller van de breuk, dus $3 \times \frac{1}{4} = \frac{3}{4}$. Bekijk eventueel nog eens de balk aan het begin van dit hoofdstuk. Driemaal $\frac{1}{4}$ stuk taart is $\frac{3}{4}$ van de taart.

Als je hele getallen vermenigvuldigt met gemengde getallen (dus een getal dat bestaat uit helen én een breuk), ga je als volgt te werk:

Voorbeeld 4

$3 \times 2\frac{1}{7} = 6\frac{3}{7}$

Eerst 3×2 en daarna $3 \times \frac{1}{7}$; dus $6\frac{3}{7}$.

Voorbeeld 5

Als je twee (of meer) breuken met elkaar vermenigvuldigt, geldt:
teller × teller en noemer × noemer.

Voorbeeld: $\frac{2}{6} \times \frac{6}{7} = \frac{12}{42} = \frac{2}{7}$

VRAGEN EN OPDRACHTEN

5 Bereken.

a $\frac{1}{2} \times \frac{1}{3} =$

b $\frac{1}{2} \times \frac{1}{3} \times \frac{1}{4} =$

c $\frac{5}{8} \times 72 =$

d $12 \times \frac{5}{8} =$

e $\frac{2}{15} \times 75 =$

f $60 \times \frac{15}{2} =$

4.5 Van breuken decimale getallen maken

Decimale getallen zijn getallen waarin een komma staat. De cijfers achter de komma kun je ook als breuk schrijven:

$0,5 = \frac{5}{10}$ (1 cijfer achter de komma; tienden)

$0,03 = \frac{3}{100}$ (2 cijfers achter de komma; honderdsten)

$0,006 = \frac{6}{1000}$ (3 cijfers achter de komma; duizendsten)

Deze breuken hebben de noemers 10, 100 en 1000.

Van een aantal breuken kun je gemakkelijk een kommagetal maken:
- breuken met de noemers 2, 5 en 10 kun je veranderen in tienden (2, 5 en 10 zijn immers delers van 10):

$2 \rightarrow \frac{1}{2} = \frac{5}{10} = 0,5$

$5 \rightarrow \frac{1}{5} = \frac{2}{10} = 0,2$

$10 \rightarrow \frac{1}{10} = 0,1$

– breuken met de noemers 4, 25, 50 en 100 kun je veranderen in honderdsten (4, 25, 50 en 100 zijn immers delers van 100):

$$2 \rightarrow \frac{1}{4} = \frac{25}{100} = 0{,}25$$

$$25 \rightarrow \frac{1}{25} = \frac{4}{100} = 0{,}04$$

$$50 \rightarrow \frac{1}{50} = \frac{2}{100} = 0{,}02$$

$$100 \rightarrow \frac{1}{100} = 0{,}01$$

– breuken met de noemers 8, 40, 125, 250, 500 en 1000 kun je veranderen in duizendsten (deze getallen zijn immers delers van 1000):

$$8 \rightarrow \frac{1}{8} = \frac{125}{1000} = 0{,}125$$

$$40 \rightarrow \frac{1}{40} = \frac{25}{1000} = 0{,}025$$

$$125 \rightarrow \frac{1}{125} = \frac{8}{1000} = 0{,}008$$

$$250 \rightarrow \frac{1}{250} = \frac{4}{1000} = 0{,}004$$

$$500 \rightarrow \frac{1}{500} = \frac{2}{1000} = 0{,}002$$

$$1000 \rightarrow \frac{1}{1000} = 0{,}004$$

Om bijvoorbeeld van de $\frac{4}{5}$ breuk een kommagetal te maken, kun je op twee manieren te werk gaan:

Voorbeeld 6

$$\frac{4}{5} = \frac{8}{10} = 0{,}8$$

Voorbeeld 7

$\frac{4}{5}$ betekent 4 : 5 (teller gedeeld door de noemer);

deze deling heeft als uitkomst 0,8.

Vaak is het niet mogelijk om de noemers 10, 100 of 1000 eenvoudiger te maken, er is dan geen andere mogelijkheid dan die in voorbeeld 4. In dat geval is het belangrijk om te weten hoever je moet delen, dus hoeveel afgeronde cijfers je achter de komma moet vermelden. Je krijgt dan te maken met afronden.

4.6 Afronden

$$\frac{1}{3} = 0{,}3333333$$

$\frac{1}{3}$ betekent 1 : 3; de uitkomst is 0,3333333...

Als je moet afronden op twee cijfers achter de komma (dus afronden in honderdsten), zal de uitkomst 0,33 zijn. Je hebt het dan over een rekenkundige afronding.
Als je moet afronden op twee cijfers achter de komma, bepaalt het derde cijfer achter de komma de afronding. Als dat cijfer 0, 1, 2, 3 of 4 is, verandert het tweede cijfer niet. We spreken van afronding naar beneden. Als het derde cijfer 5, 6, 7, 8 of 9 is, rond je af naar boven.
Hier moet dus de uitkomst 0,33 zijn, omdat het derde cijfer een 3 is.

$$\frac{2}{3} = 0{,}666666$$

$\frac{2}{3} =$ betekent 2 : 3; de uitkomst is 0,666666...

Als je dit getal af wilt ronden op twee cijfers achter de komma, kom je uit op 0,67. Want het derde getal, de 6, bepaalt de afronding naar boven.

VRAGEN EN OPDRACHTEN

6 Schrijf als kommagetallen.

a $\frac{3}{5} =$

b $\frac{1}{4} =$

c $\frac{3}{4} =$

d $\frac{1}{8} =$

e $\frac{3}{8} =$

f $\frac{4}{25} =$

g $\frac{9}{50} =$

h $\frac{7}{10} =$

i $\frac{1}{5} =$

j $\frac{3}{20} =$

k $\frac{1}{500} =$

l $\frac{9}{1000} =$

7 Schrijf als kommagetallen en rond af op twee decimalen.

a $\frac{1}{6} =$

b $\frac{1}{7} =$

c $\frac{2}{3} =$

d $\frac{5}{6} =$

8 Schrijf als kommagetallen en rond af op drie decimalen.

a $\frac{1}{3} =$

b $\frac{2}{3} =$

c $\frac{1}{6} =$

9 Schrijf als een gewone breuk (tevens vereenvoudigen).
a 0,125 =
b 0,375 =
c 0,625 =
d 0,875 =
e 0,55 =
f 5,75 =
g 25,25 =
h 625,625 =

Tip

Als je deze vraag met een rekenmachine maakt, tik het getal dan in met als noemer 10, 100 of 1000; bijvoorbeeld: 0,5 = $\frac{5}{10}$.

5 Procenten en promillages

Eigenlijk zijn percentages niets anders dan breuken, met het verschil dat de noemer steeds 100 is. Daarbij is 1% altijd $\frac{1}{100}$ deel. Zoals hierna beschreven wordt, is van elke breuk een percentage te maken door de breuk simpelweg te vermenigvuldigen met 100%.

Figuur 5.1

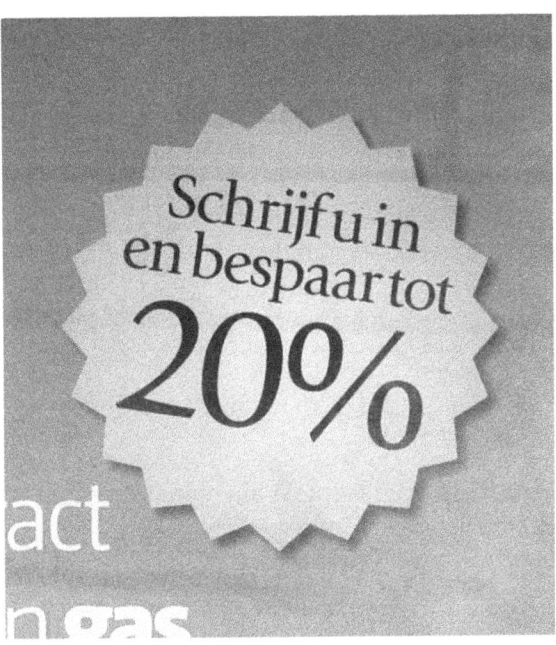

Percentages worden ook veel gebruikt om de de sterkte of concentratie van mengsels en oplossingen uit te drukken (zie daarvoor hoofdstuk 7).
Promilles komen minder voor, maar komen in het nieuws bij alcoholmetingen en verzekeringspremies.

5.1 Procenten

Een percentage is altijd een deel van het geheel (het is dus een breuk). De grootte van het geheel is altijd bekend: dat is namelijk steeds 100%.

Kortom
- 1 procent (1%) = $\frac{1}{100}$ × ...
- 1 per 100 betekent ... : 100
- 1 van de honderd = 0,01 × ...

Voorbeeld 1

$$50\% \text{ van het geheel} = 50\% \text{ van } \ldots = \frac{50}{100} \times \ldots = 0{,}50 \times \ldots = \frac{1}{2} \times \ldots$$

Of omgekeerd:

$$\frac{1}{2} \text{ deel van het geheel} = \frac{1}{2} \times 100\% = 0{,}50 \times 100\% = \frac{50}{100} \times 100\% = 50\%$$

Voorbeeld 2

Misschien wel de belangrijkste toepassing: op de volgende manier is van een breuk steeds een percentage te maken.

Stel: een afdeling van een school heeft 200 leerlingen. 50 daarvan komen met de bromfiets naar school. Hoeveel % is dat?

50 van de 200 leerlingen is een breuk: $\frac{50}{200}$.

Het percentage van het aantal leerlingen dat met de bromfiets naar school komt, laat zich dan berekenen door: $\frac{50}{200} \times 100\% = 25\%$.

Deze berekening lukt met elk percentage.

Vergelijk hierbij: 50 van de 200 leerlingen is $\frac{50}{200} = \frac{1}{4}$ deel. $\frac{1}{4} \times 100\% = 25\%$.

De drie toepassingen

Hieronder staan *alle* toepassingen vermeld die er bij procenten te vinden zijn. Méér zijn er ook niet. Daarom is dit een erg belangrijk stuk.

Toepassing 1

Bereken: 10% van € 50.
1% = 0,50
10% = 5

Oplossing a

10% is $\frac{10}{100}$ deel van het geheel.

10% van € 50 = × € 50 = € 5

Oplossing b
1% betekent delen door 100.
1% van € 50 = € 0,50
10% van € 50 = 10 × € 0,50 = € 5

Toepassing 2

10% = € 50. Hoeveel is het hele bedrag?

Oplossing
10% = € 50
1% = € 5
100% = € 500

Toepassing 3

€ 10 is ...% van € 50?

Oplossing
€ 10 is een deel van € 50.

Dat deel is $\frac{10}{50}$ deel van 100%.

Dus $\frac{10}{50} \times 100\% = 20\%$.

VRAGEN EN OPDRACHTEN

1 Een verpleeghuis heeft 800 bedden. De gemiddelde bezetting is 75%. Hoeveel patiënten zijn er gemiddeld?

2 Een pakje margarine van 250 g bevat 80% vet. Hoeveel g vet bevat één pakje?

3 Bereken.
a Als 20% van je geld € 500 is, hoeveel bezit je dan?
b Als 7,5% van je geld € 225 is, hoeveel heb je dan in totaal?
c Als 12,5% van je geld € 375 is, hoeveel heb je dan in totaal?

4 Van een groep van 5 mensen hebben er 3 bruine ogen. Hoeveel % is dat?

5 Van een school met 753 leerlingen komen 256 leerlingen met het openbaar vervoer. Hoeveel % is dat? (Afronden op 1 decimaal.)

6 Op een driejarige opleiding zitten 250 cursisten. Het aantal eerstejaars is 42%. Het aantal tweedejaars is 34%.
a Hoeveel % is het aantal derdejaars?
b Hoeveel cursisten telt elke groep?

7 Op een school rookt 5% van de leerlingen. De andere 570 leerlingen roken niet. Hoeveel leerlingen telt de school?

8 Op een bakje dieetmargarine van 500 g staat: 'Bevat 80% vet waarvan 45% meervoudig onverzadigde vetzuren.'
a Hoeveel g vet zit er in het bakje?
b Hoeveel g onverzadigde vetzuren zitten er in het bakje? (Vraag goed lezen!)

9 Bereken het percentage puur vruchtensap van de volgende flessen limonade tot 1 decimaal nauwkeurig.
a Inhoud 600 cc; 252 ml sap. Dit is ...%.
b Inhoud 850 ml; 325 cc sap. Dit is ...%.
c Inhoud 1 l; 480 cc sap. Dit is ...%.
d Inhoud 1,5 l; 450 ml sap. Dit is ...%.

10 Op een website stond vermeld: 'In een standaardglas wijn (110 cc van 12%) zit evenveel alcohol als in een glas bier (250 cc van 5%) als in een borrelglas (35 cc van 35%) met sterke drank.'
a Bereken het aantal ml pure alcohol in elk van de glazen.
b Klopt de bewering?

11 Bij sommige winkels krijg je, als je 12 flessen wijn koopt, die 12^e fles voor niets. Hoeveel % korting krijg je dan?

12 Bij sommige aanbiedingen hoor je wel eens de kreet: 'Nu drie halen, twee betalen.' Hoeveel % korting krijg je?

13 Gouden sieraden bestaan meestal niet uit zuiver goud. De zuiverheid van goud wordt gemeten in karaten, waarbij 1 karaat $\frac{1}{24}$ van de massa van het mengsel is. Zuiver goud is dus 24-karaats.
a Leg uit dat 24-karaats goud zuiver goud is. De meest gebruikte vorm van goud is 18-karaats.
b Hoeveel % van een gouden ring van 18-karaats goud is zuiver goud?
c Als de ring 4 g weegt, hoeveel puur goud zit er dan in?

5.2 Promillages

Promillen zijn te vergelijken met procenten, met dit verschil dat het grondtal van de promille (letterlijk: per duizend) niet honderd, maar duizend is.
Promillages komen voor in gehalteberekeningen en verdunningen. Het bekendste voorbeeld is het alcoholpromillage dat door de politie vaak gecontroleerd wordt (en niet hoger mag zijn dan 0,5).

Kortom

- 'Procent' betekent: per honderd.
- 'Promille' betekent: per duizend.
- 4% van € 100 is 4 × € 1 = € 4.
- 8‰ van € 8000 is 8 × € 8 = € 64.

Je kunt stellen dat een promille het tiende deel is van een procent. Het geheel is steeds 100% of 1000‰.

VRAGEN EN OPDRACHTEN

14 Bereken.
a 1‰ van € 40.000 =
b 1,5‰ van € 80.000 =
c 1,2‰ van € 60.000 =
d 2‰ van € 50.000 =
e 1,5‰ van € 30.000 =
f 1,3‰ van € 40.000 =

Natuurlijk kun je met promillages ook terugrekenen naar het geheel.
Voorbeeld: € 4 = 2‰ van een verzekerd bedrag. Hoe bereken je het verzekerde bedrag?
Reken eerst terug wat 1‰ is.
Antwoord: 1‰ is € 2. Het geheel is 1000‰ of 1000 × € 2 = € 2000.

VRAGEN EN OPDRACHTEN

15 Bereken bij de volgende opgaven het geheel.
a 1‰ = € 4
b 2‰ = € 6
c 0,8‰ = € 72
d 0,9‰ = € 63
e 2,5‰ = 50 kg
f 3,5‰ = 70 kg

16 Iemand drinkt 2 glazen bier. De inhoud van 1 glas is 220 ml. Het alcoholpercentage van bier is 5%. Stel dat alle alcohol wordt opgenomen in het lichaamsvocht. Hoeveel ‰ alcohol bevat dat lichaamsvocht als we ervan uitgaan dat een mens 45 l lichaamsvocht heeft? (45 liter = 45.000 ml)

17 225‰ van een dragee van 500 mg bevat werkzame stof. Hoeveel mg werkzame stof bevat 1 dragee?

18 De meest gebruikte vorm van zilver is niet helemaal zuiver: het bevat $\frac{925}{1000}$ puur zilver.
a Hoeveel ‰ is dat?
b Hoeveel puur zilver bevat een ring van 3 g?

Figuur 5.2
Zilver 925.

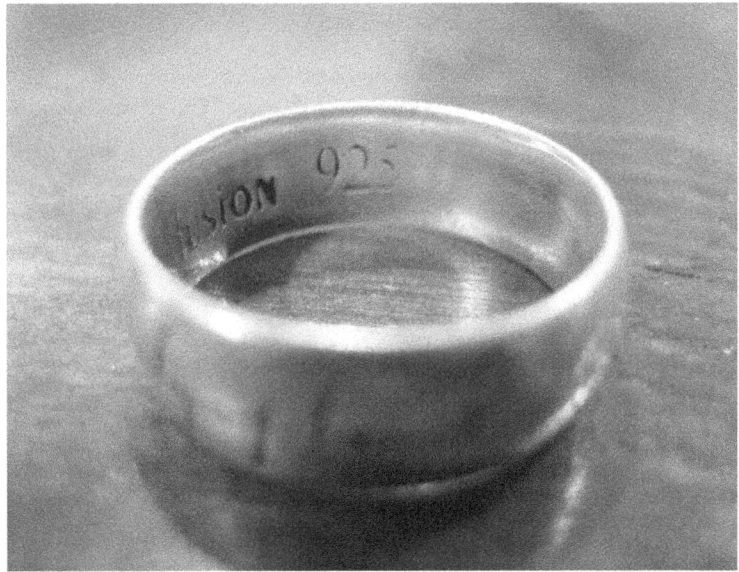

6 Verhoudingen

6.1 Inleiding

Verhoudingen komen erg veel voor. Zó vaak dat ze niet eens meer opvallen. Een paar voorbeelden:
Het ene telefoonabonnement is twee keer duurder dan het andere.
Als je een maaltijd moet bereiden voor acht personen, terwijl het kookboek uitgaat van een recept voor vier personen, dan is het logisch dat je van alle ingrediënten de dubbele hoeveelheid neemt.

Verhoudingen komen dus ook veel voor bij het bereiden van diverse toedieningsvormen. Zie daarvoor hoofdstuk 9, Beroepsspecifiek rekenen.

6.2 Rekenen met verhoudingen

Voorbeeld 1
Cees en Leon hebben een karweitje opgeknapt waarvoor ze samen € 120 hebben ontvangen. Cees heeft er 1 uur aan gewerkt en Leon 3 uur. Ze spreken af dat ze het geld zullen verdelen in de verhouding van het aantal gewerkte uren. Hoeveel krijgt Cees en hoeveel krijgt Leon?

Oplossing
€ 120 moet worden verdeeld in de verhouding 1 : 3.
Verdeel eerst de € 120 eerst in 1 + 3 = 4 gelijke delen (ze hebben immers samen 4 uur gewerkt): € 120 : 4 = € 30.

Van deze gelijke delen van € 30 krijgt Cees er 1 en Leon 3.
Cees krijgt dus 1 × € 30 = € 30 en Leon krijgt 3 × € 30 = € 90.

In cijfers:

Cees krijgt $\frac{1}{4}$ × € 120 = € 30 en Leon krijgt $\frac{3}{4}$ × € 120 = € 90.

Voorbeeld 2

Twee vloeistoffen moet je met elkaar mengen: vloeistof A en vloeistof B. In een voorschrift staat dat aan elke liter van vloeistof A 2 liter van vloeistof B moet worden toegevoegd. Uiteindelijk moet je 6 liter maken.
Welke hoeveelheden moet je van elke vloeistof nemen?

Oplossing
Je kunt opschrijven A : B = 1 : 2.

Volgens deze verhouding zijn er 1 + 2 = 3 delen.
Die 3 delen samen zijn 6 liter.
Elk deel is dus 6 liter : 3 = 2 liter.
Van A neem je dus (1 deel =) 2 liter en van B (2 delen =) 4 liter.

Volgens deze verhouding zijn er 1 + 2 = 3 delen.
Die 3 delen samen zijn 6 liter.
Elk deel is dus 6 liter : 3 = 2 liter.
Van A neem je dus (1 deel =) 2 liter en van B (2 delen =) 4 liter.

Enkele afspraken

- Verhoudingen schrijf je in hele getallen.
- Het kleinste verhoudingsgetal plaats je (zo mogelijk) voorop.
- Je mag de verhoudingsgetallen (indien nodig) delen door hetzelfde getal. Bijvoorbeeld: 4 : 6 = 2 : 3.

Een veel gebruikte manier om verhoudingen mooi, netjes en overzichtelijk uit te schrijven, werkt via een methode die ook wel de 'evenredigheid' wordt genoemd. Het gaat zo:

Voorbeeld 3

Voor het maken van boeuf bourguignon (een runderstoofgerecht) heb je voor 4 personen 400 g runderlappen nodig (hertenbiefstuk kan ook). Hoeveel gram runderlappen heb je nodig voor 6 personen?
Door heel simpel te redeneren is te zien dat per persoon 100 g nodig is, en dus voor 6 personen 600 g.

Eigenlijk komt de vraag neer op:
• voor 4 personen 400 g, dus
• voor 6 personen X g.

In een tabelvorm ziet het er zo uit:

4	400
6	X

Door nu kruislings te vermenigvuldigen, is het antwoord vrij snel te vinden:
$X \times 4 = 6 \times 400$

Dus $X = \dfrac{6 \times 400}{4}$.

En 2400 : 4 = 600 g.

Voorbeeld 4

Voor een grote groep kinderen moet je een hoeveelheid limonadesiroop verdunnen. Het totaal aantal kinderen vraagt om 10 liter verdunde limonadesiroop. Dit soort limonadesiroop moet je verdunnen in de verhouding 1 deel limonadesiroop op 5 delen water; je krijgt op die manier dus 6 delen.
Hoeveel pure limonadesiroop heb je nodig?

Je schrijft op:
- 1 deel limonadesiroop wordt verdund tot 6 delen;
- X delen limonadesiroop worden verdund tot 10 liter.

In tabelvorm:

1 deel	6 delen
X liter	10 liter

Of kort:

1	6
X	10

Kruislings vemenigvuldigen levert dan: $6 \times X = 1 \times 10$.

Delen door 6 aan beide kanten levert: $X = \dfrac{1 \times 10}{6} = 1{,}67$ liter.

En die vul je vervolgens met 8,33 liter water aan tot 10 liter.

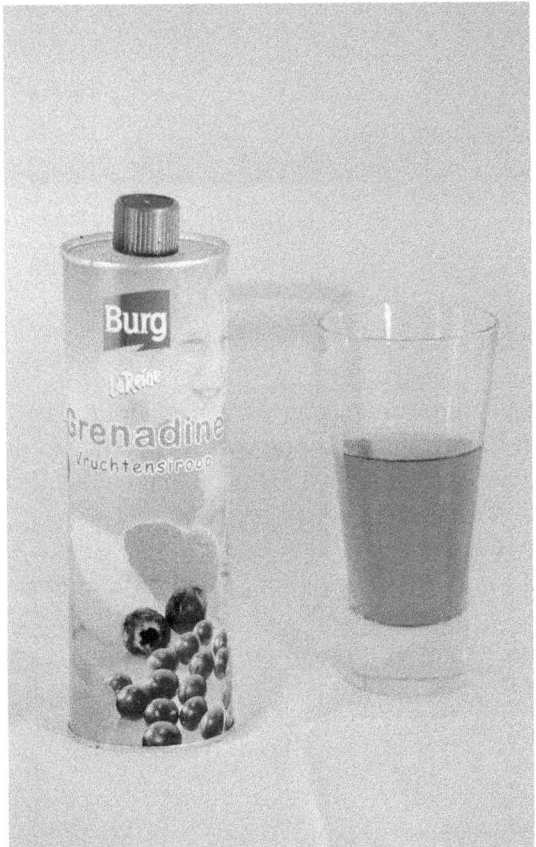

Figuur 6.1

VRAGEN EN OPDRACHTEN

1 Om een goed smakende limonadesiroopverdunning te maken, moet je die verdunnen met water in een verhouding 1 : 6. Je heb een blikje limonadesiroop gekocht van 700 ml. Hoeveel liter verdunning kun je daarmee maken?

2 Een ander merk limonadesiroop smaakt het beste in een verhouding van 1 deel limonadesiroop op 5 delen water. Hoeveel limonadersiroop heb je nodig als je uiteindelijk 3 liter limonade wilt maken?

3 Hamideh en Dayenne verdelen 15 appels in de verhouding 1: 4. Hoeveel krijgt ieder?

4 Een bijtend schoonmaakmiddel moet je met water verdunnen in de verhouding van 1 deel schoonmaakmiddel op 125 delen water. Hoeveel liter water moet je aan 40 ml schoonmaakmiddel toevoegen?

5 In een recept voor tomatensaus staat o.a. dat voor een halve liter saus nodig is:

500 g ontvelde en gehakte tomaten;

2 verse groene chilipepers;

2 eetlepels olijfolie en 2 eetlepels wijnazijn;

1 kleine, fijngehakte ui en 1 teen knoflook, fijngehakt.

a Hoeveel g tomaten heb je nodig voor 2½ liter tomatensaus?
b Hoeveel eetlepels olijfolie moet je gebruiken voor 5 liter tomatensaus?

6 In een ouderwets recept voor 'kauwgummi tegen kiespijn' wordt het volgende vermeld:
Neem:

bijenwas	60 delen
Venetiaanse terpentijn	10 delen
gommastik in poeder	10 delen
aethylaminobenzoaat	5 delen
drakenbloedhars	10 delen
kruidnagelolie	5 delen

(De kruidnagelolie is het werkzame bestanddeel.)

De bijenwas en de terpentijn worden eerst samengesmolten. Daarna wordt de gommastik toegevoegd en geroerd tot alles opgelost is. Daarna wordt de aethylaminobenzoaat toegevoegd en ten slotte de drakenbloedhars en de kruidnagelolie. De massa wordt daarna tot stiften gegoten.
a Hoeveel delen zijn er in het totaal?
b Als iemand 100 ml van deze 'kauwgummi' wil maken, hoeveel ml bijenwas heeft hij dan nodig?
c Hoeveel drakenbloedhars is er nodig voor het bereiden van 250 ml?
Overigens raadt het recept aan om zo snel mogelijk naar 'den tandarts' te gaan.

7 (Probeer dit recept niet uit!)
'Astmakaarsjes' (een soort wierookstokjes die verlichting zouden brengen bij astma) werden volgens hetzelfde receptenboek gemaakt volgens het onderstaande recept:

doornappelbladeren in poeder	120 delen
kaliumnitraat	72 delen
Perubalsem (een kleefstof)	3 delen
poedersuiker	1 deel
tragacanth (een andere kleefstof)	4 delen

Voeg water toe totdat een kneedbare massa ontstaat. Vervolgens wordt deze tot kleine staafjes gerold en gedroogd. Ook hier gaat het weer om volumedelen (dus in ml).
a Hoeveel delen zijn er in het totaal?
b Als Joke 100 ml van deze astmakaarsjes wil maken, hoeveel kaliumnitraat heeft ze dan nodig?
c Hoeveel gemalen en gedroogd doornappelblad is er nodig voor het bereiden van 250 ml?

8 Een recept voor tandpasta vermeldt de volgende hoeveelheden:

25 g geprecipiteerd krijt (calciumcarbonaat);

18 ml glycerine (ook glycerol genoemd, 87% kwaliteit, soortelijk gewicht 1,23);

1,5 g pepermuntolie;

25 ml vers kraanwater;

10 ml geur- en smaakloos vloeibaar afwasmiddel (Neutral);

1,5 g kleefpoeder voor protheses (Kukident);

6 kunstmatige zoetstoftabletjes (Natrena).

Op de goede manier verwerkt levert dit 80 g tandpasta op (is ongeveer de inhoud van één tube). Om vrienden te verrassen wil je uiteindelijk 30 tubes maken. Hoeveel van alle ingrediënten heb je dan nodig?

9 Voor een bepaalde sterkte waterstofperoxide moet je 12 ml voorraadoplossing verdunnen met 88 ml water; dan heb je dus 100 ml.
a Met hoeveel ml water moet je 270 ml waterstofperoxide verdunnen en hoeveel ml van de verdunning krijg je dan?
b Als je uiteindelijk 250 ml oplossing wilt maken, hoeveel waterstofperoxide heb je dan nodig, en met hoeveel water verdun je die?
c Hoeveel van de verdunde oplossing kun je maken als je niet meer dan 8 ml van de voorraadoplossing hebt?
d Je wilt niet meer dan 50 ml water gebruiken. Hoeveel van de voorraadoplossing heb je dan nodig en hoeveel van de verdunning krijg je dan?

10 Voor een bepaalde sterkte moet 7,5 ml van een geconcentreerde oplossing worden verdund tot 50 ml.
a Hoeveel geconcentreerd zoutzuur heb je dan nodig om 475 ml oplossing met eenzelfde sterkte te krijgen?
b Hoeveel van de verdunde oplossing kan er gemaakt worden van 35 ml geconcentreerde oplossing?

7 Concentreren, verdunnen en mengen

Bij het toedienen van geneesmiddelen of het gebruiksklaar maken van ontsmettingsmiddelen komt het verwerken van allerlei vloeistoffen en oplossingen vaak aan de orde. Daarbij is het natuurlijk van belang dat de berekeningen over de sterkte van deze oplossingen kloppen.

Ook is het, om ongelukken en verspilling te voorkomen, belangrijk dat de etiketten en voorschriften nauwkeurig worden bestudeerd. Daarop staat meestal erg duidelijk wat de dosering moet zijn van de te gebruiken oplossingen.

Figuur 7.1

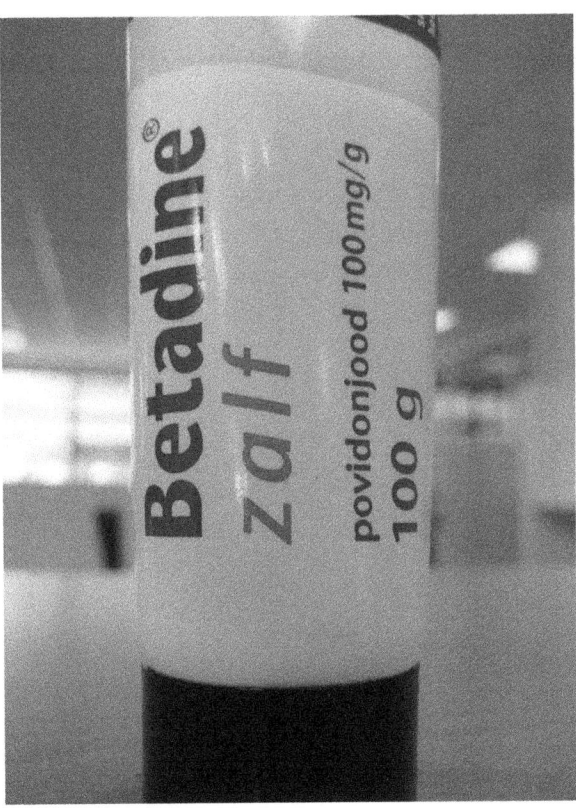

Natuurlijk is het verder nog erg belangrijk dat de berekeningen correct worden uitgevoerd.

Een oplossing bestaat uit een mengsel van stoffen waarin de basisvloeistof een oplosmiddel is en waaraan één of meerdere stoffen (vast of vloeibaar) zijn toegevoegd, zodanig dat er een helder mengsel ontstaat. Thee met suiker is een voorbeeld van een oplossing. Zout in water een ander.

De hoeveelheid stof die per liter wordt opgelost, bepaalt de concentratie. Een mengsel van limonadesiroop, waarbij 500 ml limonadesiroop wordt verdund tot 1000 ml, is véél geconcentreerder (= heeft een hogere concentratie) dan wanneer 20 ml limonadesiroop wordt verdund tot 1000 ml.

Om een concentratie aan te geven zijn er verschillende mogelijkheden:

(Meestal bij) vaste stoffen:
- het aantal grammen opgeloste stof per liter oplosmiddel;
- het aantal grammen opgeloste stof per 100 ml oplosmiddel.

In dit geval spreken we ook over het aantal grammen per 100 of gram% (soms afgekort tot % g/v).
Omdat grammen een eenheid zijn van massa, komt de uitdrukking massa% ook voor.

Bij vloeistoffen die worden opgelost:
- het aantal ml vloeistof per liter oplosmiddel;
- het aantal ml vloeistof per 100 ml oplosmiddel.

Hier worden dus twee eenheden voor volume door elkaar gedeeld. Daarom heet deze uitdrukking ook: volumeprocenten, kortweg: volume% of % v/v.

Uit de concentratie valt ook te berekenen hoevéél stof er in een bepaalde hoeveelheid oplossing is opgelost. Dat onderwerp komt ook aan de orde in hoofdstuk 9. Het bepaalt bijvoorbeeld hoeveel geneesmiddel zich bevindt in 1 ml oplossing.

Korte herhaling

1 liter = 1 dm^3 = 1000 ml = 1000 cm^3

en

1 ml = 1 cm^3 = 1 cc

7.1
De concentratie van een oplossing

Voorbeeld 1
Een fles wijn van 700 ml bevat 70 ml alcohol.
Bereken de sterkte van de oplossing (in volumeprocenten).

Oplossing 1
1% van 700 ml is 7 ml.

70 ml is dus $\frac{70}{7} = 10\%$.

Oplossing 2
70 ml is een deel van de totale 700 ml, dus
$\frac{70}{700} \times 100\% = 10\%$.

NB: omdat hier ml gedeeld zijn door ml, is er dus een volume gedeeld door een volume. Hier is sprake van volumeprocenten.

Voorbeeld 2
In een fles met een inhoud van 1 liter doe je 250 g zout, en je vult de fles verder met water.
Wat is de sterkte van de zoutoplossing in procenten?

Oplossing 1
Het totale volume is 1000 ml.
1% is dus 10 ml.

$\frac{250}{10} = 25\%$

Oplossing 2
Het totale volume is 1000 ml. De oplossing bevat 250 g zout.
De concentratie is dus

$\frac{250}{1000} \times 100\% = 25\%$.

NB: omdat in dit geval grammen zijn gedeeld door ml, is er dus een massa gedeeld door een volume. We spreken in dit geval van massa-volumeprocenten.

VRAGEN EN OPDRACHTEN

1 Een zuurverdunning van 5000 ml bevat 275 ml zoutzuur. Wat is de sterkte in %? Gaat het hier om volumeprocenten of massa-volumeprocenten?

2 In een lysoloplossing van 2250 ml zit 475 ml lysol. Bereken de sterkte van de oplossing.

3 In een acetonoplossing van 8 liter zit 1 dm^3 aceton. Wat is de sterkte van de oplossing?

4 Je hebt 750 ml boorwater nodig. Je gebruikt daarvoor 10 ml boorzuur. Bereken de sterkte van het boorwater.

5 Een liter spiritus bevat 820 ml alcohol. Bereken de sterkte van de oplossing in %.

6 Meng 5 ml absolute alcohol (= 100% alcohol) en water. Vul het mengsel met water aan tot 80 ml. Wat is de alcoholconcentratie in %?

7 Paracetamoldranken bevatten meestal 2,4% paracetamol. Hoeveel mg paracetamol neemt iemand per dag in bij een gebruik van 3 theelepels per dag? (1 theelepel = 3 ml)

7.2 Hoeveel opgeloste (vloei)stof bevat de oplossing?

Voorbeeld 3
Hoeveel ml zuivere alcohol zit er in een fles wijn van 0,7 l met een sterkte van 13%?

Oplossing
0,7 l wijn is 700 ml.
1% daarvan is 7 ml.
De sterkte van de oplossing is 13%.
Dus de wijn bevat 13 × 7 ml = 91 ml zuivere alcohol.

VRAGEN EN OPDRACHTEN

8 Hoeveel ml azijnzuur (pure azijn) zit er in een oplossing van 5000 ml van 4%?

9 Hoeveel ml ammonia zit er in een oplossing van 3500 ml met een sterkte van 2,5%?

10 Op het etiket van een rumfles staat: 'inhoud 750 ml; alcoholpercentage 45%'. Hoeveel ml alcohol bevat deze fles rum?

11 Je koopt een fles eau de cologne met een inhoud van 175 ml. Eau de cologne bevat 80% alcohol. Hoeveel ml alcohol bevat deze fles?

12 Je wil een spiritusoplossing van 2000 ml maken met een sterkte van 8%. Hoeveel ml spiritus meet je af?

13 In een fles spiritus van 850 ml zit 85% alcohol. Hoeveel ml alcohol bevat de fles?

14 In een fles 'reinigingsmiddel met ammonia' van 750 ml zit 8,5% ammonia. Hoeveel ml ammonia bevat deze flacon?

15 Zijn de volgende opmerkingen over een suikeroplossing (suikerwater) juist of onjuist? Beredeneer je keuze!

a	In een 5%-suikerwateroplossing zit meer water dan suiker.	juist/onjuist
b	In een 50%-suikerwateroplossing zit meer water dan suiker.	juist/onjuist
c	In een 90%-suikerwateroplossing zit meer water dan suiker.	juist/onjuist

16 Schrijf in %.
a 6 g in 30 ml
b 50 g in 1 liter
c 40 mg in 16 ml
d 80 mg in 800 ml

17 Schrijf in %.
a 20 ml in 100 ml
b 80 ml in 1,6 liter
c 1,3 liter in 26.000 ml
d 70 ml in 5600 ml

7.3 De hoeveelheid mengsel

Als de sterkte van een oplossing en de hoeveelheid opgeloste stof bekend is, kun je de hoeveelheid mengsel berekenen.

Voorbeeld 4

Voor een sodaoplossing met een sterkte van 10% wordt 200 g gebruikt. Bepaal de hoeveelheid mengsel.
Opmerking: als we meer soda gebruiken, gaat de sterkte van de oplossing omhoog. Gebruiken we minder, dan gaat het percentage van de sterkte omlaag. Het sterktepercentage hangt dus af van de hoeveelheid opgeloste stof.

Oplossing
200 g = 10% van de oplossing. Dus:
20 g = 1% van de oplossing. Dus:
100% van de oplossing = 2000 cm^3 = 2 liter.

Of:

1% = 20 ml, dus 100% = 2000 ml = 2 liter.

VRAGEN EN OPDRACHTEN

18 Hoeveel ml lysoloplossing met een sterkte van 4% kun je maken van 160 ml lysol?

19 Een fles wijn bevat 77 ml alcohol; de sterkte van de wijn is 11%. Hoeveel liter wijn heb je?

20 Een andere fles wijn bevat 120 ml alcohol; de sterkte van de wijn is 12%. Hoeveel liter wijn heb je?

21 Je neemt 100 g natriumhydroxide en je maakt een natriumhydroxideoplossing van 5%. Hoeveel liter kun je maken?

22 In de keukenkast staat 3 kg geleisuiker. Daarnaast heb je een ruime hoeveelheid fruit. Je wilt daar jam van maken, maar jam bevat minimaal 45% suiker. Hoeveel liter jam kun je maken?

7.4 Verdunnen van oplossingen

Sommige voorraadoplossingen worden standaard geleverd in een hoge concentratie. Zo is waterstofperoxide (een haarbleekmiddel als het een sterkte heeft van 8%, maar ook een ontsmettingsmiddel met een sterkte van ten hoogste 3%!) te verkrijgen met een concentratie van wel 30%. Deze concentratie is levensgevaarlijk! Daarom is het goed om te weten hoe de verdunde oplossingen eenvoudig te berekenen zijn.

Voorbeeld 5

Stel je hebt een waterstofperoxideoplossing van 30% op voorraad. Voor het uitbruisen van een wond heb je 200 ml van een 3%-oplossing nodig. Hoeveel van de 30%-oplossing meet je dan af om te verdunnen tot die 200 ml?

Het is zo dat 3% van 200 ml gelijk is aan 6 ml pure waterstofperoxide.

In de geconcentreerde oplossing is die 6 ml gelijk aan 30% van het volume.
Dus: 6 ml = 30%.
Dus: 0,2 ml = 1 %.
Dus: 20 ml = 100%.

Die 20 ml verdun je tot 200 ml en je hebt een 3%-oplossing.

Voorbeeld 6

Een heel eenvoudige formule om dit soort berekeningen te maken is de volgende:

$$V_1 \times C_1 = V_2 \times C_2$$

Te lezen als:
Volume van de 1^e oplossing × de Concentratie van de 1^e oplossing = Volume van de 2^e oplossing × de Concentratie van de 2^e oplossing.

$V_1 = X$ ml
$C_1 = 30\%$
$V_2 = 200$ ml
$C_2 = 3\%$

Invullen levert: $X \times 30 = 200 \times 3$.

Dus het gezochte volume is $\frac{200 \times 3}{30} = 20$ ml.

Dit volume van de geconcentreerde oplossing wordt vervolgens verdund tot 200 ml.

VRAGEN EN OPDRACHTEN

23 Je hebt 200 ml nodig van een 2%-chlorixoplossing. In voorraad is een 10%-oplossing. Hoeveel neem je daarvan en met hoeveel ml water verdun je die?

24 Je hebt 250 ml nodig van een 0,5%-chloorhexidineoplossing. In voorraad is een 20%-oplossing. Hoeveel neem je daarvan en met hoeveel ml water verdun je die?

25 Je hebt 1000 ml van een 0,9%-zoutoplossing nodig. In voorraad is een 25%-oplossing. Hoeveel neem je daarvan en met hoeveel ml water verdun je die?

26 Voor het bleken van haar heb je 500 ml 8%-waterstofperoxideoplossing nodig. In voorraad is een 30%-oplossing. Hoeveel neem je daarvan en met hoeveel ml water verdun je die?

8 Gassen (gasflessen en het verbruik in liters per minuut)

8.1 Inleiding

In dit hoofdstuk wordt de berekening van zuurstoftoediening uitgelegd. Belangrijk bij zuurstofvoorziening is het afstellen van de hoeveelheid liters zuurstof die worden toegediend. Het aantal liters dat wordt toegediend, wordt altijd uitgedrukt in liters per minuut (l/min.).

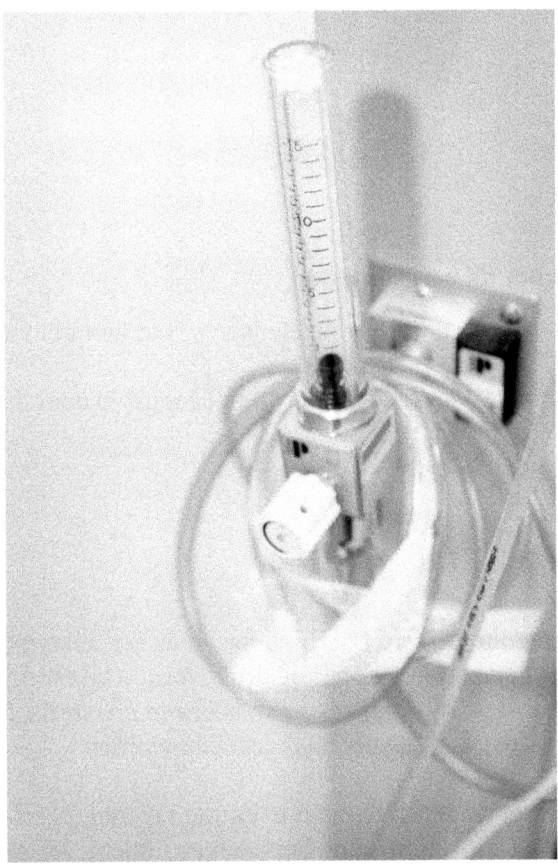

Figuur 8.1
Leidingsysteem zuurstof.

Zuurstof wordt in de gezondheidszorg op twee manieren naar de patiënt aangevoerd:
- centraal: via een leidingsysteem;
- met een cilinder: waarin een bepaalde hoeveelheid zuurstof onder hoge druk is samengeperst.

Het berekenen van de hoeveelheid zuurstof in een zuurstofcilinder en de benodigde zuurstof per minuut is een belangrijk uitgangspunt, want bij het gebruik van een zuurstofcilinder moet berekend worden hoeveel tijd deze cilinder nog effectief bruikbaar is.

Figuur 8.2
Zuurstofcilinder.

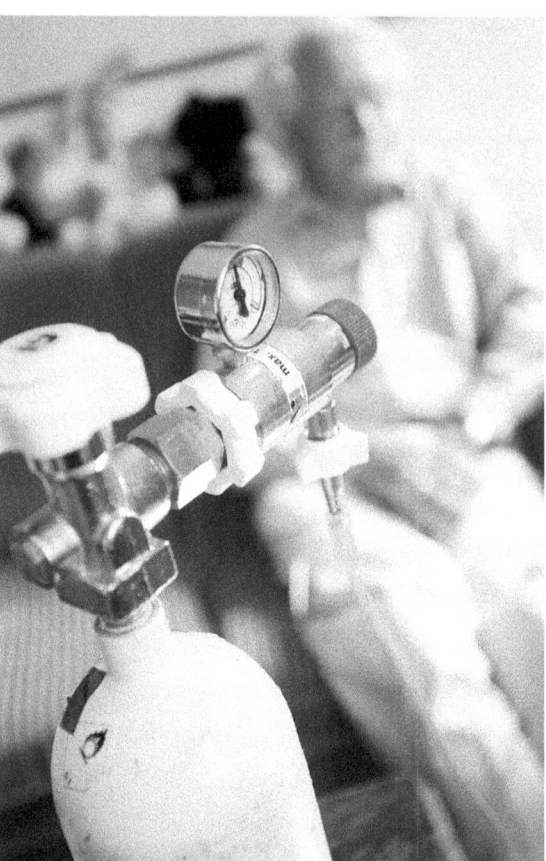

Uitgangspunten voor de berekeningen

- De inhoudsmaat van de cilinder is bepalend voor het aantal liters zuurstof dat op voorraad is.
- De hoeveelheid aanwezige zuurstof wordt medebepaald door de manometerstand op de cilinder.

8.2 Achtergronden bij de uitgangspunten

Alle gassen zijn samen te persen. Daarbij ontstaat er een zekere druk. Hoe meer gas er in een fles wordt geperst, hoe hoger de druk wordt. Omdat de zuurstof in een zuurstofcilinder enorm wordt samengeperst, is er een erg sterke fles nodig. Dat is de reden waarom zuurstofcilinders van staal gemaakt worden.

Om de druk van de samengeperste lucht te kunnen meten, heeft men een meter ontworpen die bestaat uit een metalen buis met een bocht. Als de druk in deze metalen buis groter wordt, wil de buis zich strekken. Aan de buis is daarom een kettinkje vastgemaakt, dat weer bevestigd is aan een wijzer. Een dergelijke drukmeter noemen we een manometer.

De druk in een gasfles wordt meestal gemeten in bar (= 1000 mbar). 1 bar komt (ongeveer) overeen met 1 atmosfeer. 1 bar, of 1 atmosfeer, is de druk die de lucht om ons heen op ons uitoefent.

8.3 Samenpersen van gassen

Vaak worden gassen in afgesloten ruimten geperst. Om lucht in een autoband te krijgen, moet de lucht worden samengeperst; hetzelfde geldt ook (bij een veel minder hoge druk) voor een luchtbed.

Een lek luchtbed loopt leeg, een lekke autoband ook. Dit komt doordat de samengeperste lucht een hogere druk heeft dan de lucht buiten. De lucht wil ontsnappen zodat er een situatie ontstaat waarin de druk binnen gelijk is aan de druk buiten.

Bij gascilinders wordt hiervan gebruik gemaakt. In een gascilinder zit een gas (in de praktijk meestal zuurstof, O_2) onder hoge druk. Omdat de zuurstof zo enorm is samengeperst krijgt men, als het gas eruit stroomt, bij een lagere druk véél meer liters zuurstof.

Omdat de standaardluchtdruk 1 bar is, is het dus vrij eenvoudig uit te rekenen hoeveel gas er bij een druk van 1 bar beschikbaar is:
$druk_{fles} \times volume_{fles} = 1 \times$ aantal liters gas.

Voorbeeld 1
De cilinderinhoud is 10 liter. De manometer geeft 20 bar aan.

Stel, de patiënt krijgt 4 liter zuurstof per minuut. Hoeveel minuten kan deze zuurstofcilinder nog effectief gebruikt worden?

De totale aanwezige zuurstof is $10 \times 20 = 200$ liter.
In dit geval heb je dus nog genoeg zuurstof voor $\frac{200}{4} = 50$ minuten.

VRAGEN EN OPDRACHTEN

1 Je hebt een zuurstofcilinder van 5 liter met een druk van 20 bar. De patiënt krijgt 4 liter zuurstof per minuut. Hoeveel minuten kan deze cilinder nog effectief gebruikt worden?

2 Je hebt een zuurstofcilinder van 5 liter met een druk van 45 bar. De patiënt krijgt 5 liter zuurstof per minuut. Hoeveel minuten kan deze cilinder nog effectief gebruikt worden?

3 De zuurstofcilinder heeft een inhoud (volume) van 10 liter en de manometer geeft 80 bar aan.
– Kan een patiënt uit deze voorraad 3 uur en 20 minuten zuurstof à 4 l/min. toegediend krijgen?
– Zo ja: hoeveel tijd heb je nog over?
– Zo nee: hoeveel tijd heb je tekort?

4 Een zuurstofcilinder heeft een inhoud (volume) van 10 liter en de manometer geeft 120 bar aan.
– Kan een patiënt uit deze voorraad 5 uur en 15 minuten zuurstof à 3 l/min. toegediend krijgen?
– Zo ja: hoeveel tijd heb je nog over?

– Zo nee: hoeveel tijd heb je tekort?

5 Een patiënt krijgt 2 liter zuurstof per minuut. Het is nu 20.00 uur. Op de afdeling wordt een zuurstofcilinder van 5 liter gebruikt, waarvan de manometer op 170 bar staat. De technische dienst brengt de volgende dag om 9.00 uur de volgende fles. Bereken hoeveel liter zuurstof er tekort of over is.

6 Zelfde vraag, andere gegevens: het is nog steeds 20.00 uur, de patiënt krijgt 2 liter zuurstof per minuut, de cilinder heeft een inhoud van 10 liter, de druk is 150 bar en de technische dienst komt al om 8.00 uur.

7 Gedurende 8 uur moet er 2,5 liter zuurstof per minuut worden toegediend. Op welke stand moet de manometer van een cilinder met een inhoud van 10 liter minstens staan om hiervoor voldoende zuurstof te hebben?

9 Beroepsspecifiek rekenen

9.1 Inleiding

In dit gedeelte van het boek behandelen we het rekenen in beroepsspecifieke situaties. Mocht je een onderdeel niet meteen snappen, kijk dan de voorgaande hoofdstukken (de basis) nog eens na en probeer het daarna nog een keer.
In dit hoofdstuk houden we een bepaalde volgorde aan: de moeilijkheidsgraad wordt stap voor stap verhoogd.
Elke paragraaf begint met één of twee voorbeelden. Daarna kan het oefenen beginnen.

9.2 Rekenen met milligrammen

De massa, het gewicht van een hoeveelheid stof of van een voorwerp, wordt uitgedrukt in grammen. Voor grote en kleine hoeveelheden is het gebruik van grammen onhandig. Door middel van een voorvoegsel voor het woord gram geef je aan hoeveel gram er eigenlijk wordt bedoeld.

Tabel 9.1 Voorvoegsels bij massa

voorvoegsel	afkorting	betekenis	uitleg		
micro	µg	1 miljoenste	1 microgram	=	0,000001 g
milli	mg	1 duizendste	1 milligram	=	0,001 g
	g		1 gram	=	1 g
kilo	kg	duizend	1 kilogram	=	1000 g

Voorbeeld 1
Een patiënt krijgt per dag 4 g paracetamol. Dat is ... mg. Zij krijgt ... tabletten van 500 mg per dag.

Oplossing
Een patiënt krijgt per dag 4 g paracetamol. Dat is 4000 mg. Zij krijgt 8 tabletten van 500 mg per dag.

Figuur 9.1
Paracetamol.

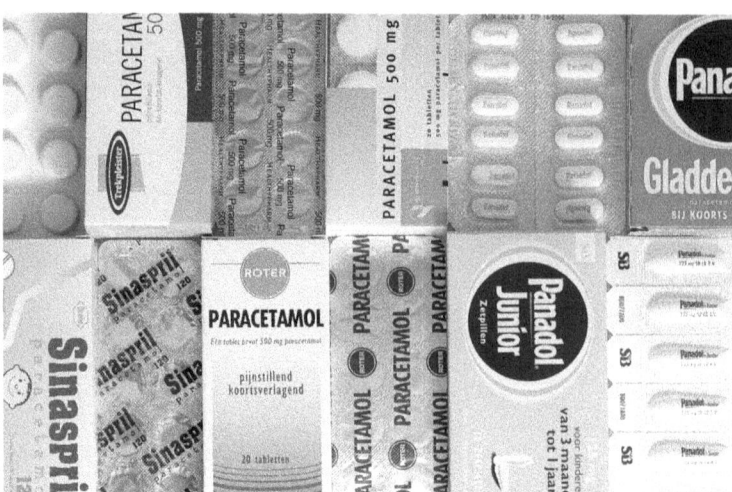

Voorbeeld 2
Meneer Adema krijgt 20 mg diazepam per dag. Hij heeft nog 15 tabletten die 5 mg diazepam per tablet bevatten. Hoeveel tabletten moet de heer Adema per dag innemen en voor hoeveel hele dagen heeft hij nog?
De heer Adema gaat voor 30 dagen naar zijn dochter in Roosendaal. In een verpakking diazepam 5 mg zitten 30 tabletten. Hoeveel hele verpakkingen moet hij meenemen?

Oplossing
Heer Adema slikt 4 tabletten (20 : 5) per dag; met 15 tabletten kan hij nog 3 (15 : 4) hele dagen vooruit. Voor 30 dagen heeft hij 30 × 4 = 120 tabletten nodig; de heer Adema moet dus 4 verpakkingen (120 : 30) meenemen.

Voorbeeld 3
Paracetamoldrank bevat 24 mg/ml. Mohamed slikt 3 × daags 4 ml. Hoeveel paracetamol slikt Mohamed per keer en hoeveel paracetamol slikt Mohamed per dag?

Oplossing
Mohamed slikt per keer 4 × 24 mg = 96 mg en per dag 12 × 24 mg = 288 mg.

Voorbeeld 4
Sophie is drie dagen oud. Ze heeft last van reflux. Hiervoor krijgt ze omeprazol. Sophie krijgt een derde van een tablet omeprazol van 10 mg toegediend. Los één tablet van 10 mg in 10 ml glucose 5% in een spuit op. Hoeveel geef je van deze oplossing?

Oplossing
Een derde van de dosering is in dit geval ook een derde van de oplossing. 3 mg omeprazol is gelijk aan 10 × 3,3 / 10 = 3,3 ml.

Figuur 9.2
Omeprazol.

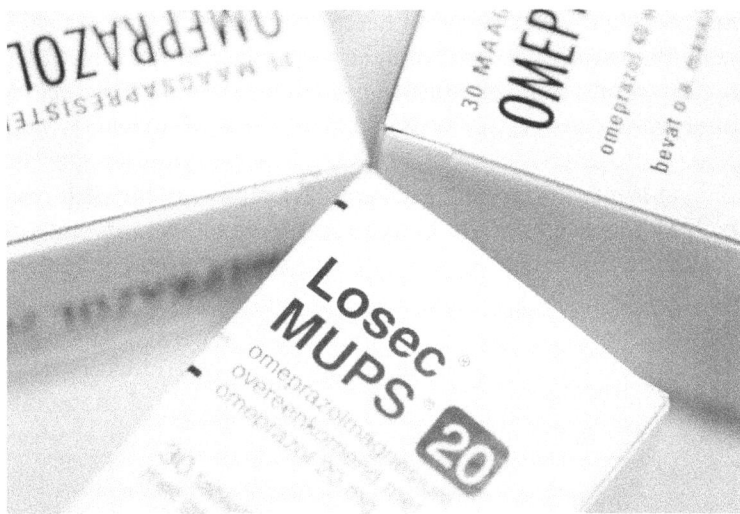

VRAGEN EN OPDRACHTEN

1 Een patiënt slikt 1800 mg naproxen. Dat is ... g. Hij krijgt ... zakjes naproxen van 600 mg per stuk.

2 Een patiënt slikt 2,25 g antibioticum. Dit is ... mg. Hij slikt 6 x per dag. Wat is de sterkte van 1 capsule?

3 Een patiënt slikt 0,45 g pijnstiller per dag. Dit is ... mg. Hij slikt dit 3 x per dag. Wat is de sterkte van 1 tablet?

4 Mevrouw De Waal krijgt 200 µg nitroglycerine per minuut toegediend. Welke uitspraak is juist? 200 µg per minuut is gelijk aan 0,12 g/uur en 200 µg is gelijk aan 0,2 mg.

5 Een patiënt slikt 1 x daags 1 tablet digoxine 62,5 µg. Welke uitspraak is juist? 62,5 µg is gelijk aan 0,00000625 kg en per 14 dagen slikt de patiënt 0,875 mg.

6 De heer Videler heeft de ziekte van Parkinson. Hij slikt levodopa/cardidopa respectievelijk 100 mg en 10 mg 3 x daags 1 tablet. Hoeveel mg krijgt de heer Videler cardidopa per week?

7 Tretinoïneoplossing voor cutaan gebruik bevat 0,2 mg/ml. Een patiënt wordt 1 x per dag met ongeveer 7 ml ingesmeerd. Hoeveel gram tretinoïne krijgt deze patiënt per 3 dagen op zijn huid gesmeerd?

8 Paracetamoldrank bevat 24 mg paracetamol per ml. Arno slikt 3 x daags 3 ml paracetamol drank. Hoeveel mg paracetamol slikt Arno per dag?

9 Paracetamoldrank bevat 24 mg paracetamol per ml. Julian slikt 3 x daags 5 ml. Hoeveel mg paracetamol krijgt Julian per keer en hoeveel mg paracetamol krijgt Julian per 5 dagen?

10 Metoclopramidedrank bevat 1 mg/ml. Kindje Addou slikt 3 x daags 3 ml. Hoeveel mg slikt kindje Addou per keer en per dag? Een flacon drank bevat 200 ml. Hoeveel hele dagen kan kindje Addou 1 flacon gebruiken?

11 Marco is vier weken oud. Hij heeft last van een reflux. Hiervoor krijgt hij omeprazol. Marco krijgt de helft van een omeprazol 10 mg tablet toegediend. Los één tablet van 10 mg in 15 ml glucose 5% in een spuit op. Hoeveel geef je van deze oplossing?

12 Fabian is vier dagen oud. Hij heeft last van een reflux. Hiervoor krijgt hij omeprazol. Marco krijgt een vierde van een omeprazol 10 mg tablet toegediend. Los één tablet van 10 mg in 10 ml glucose 5% in een spuit op. Hoeveel geef je van deze oplossing?

13 Marciano is 6 dagen oud. Hij heeft last van een reflux. Hiervoor krijgt hij omeprazol. Marciano krijgt drie achtste van een omeprazol 10 mg tablet toegediend. Los één tablet van 10 mg in 6 ml glucose 5% in een spuit op. Hoeveel geef je van deze oplossing?

9.3 Rekenen met milligrammen en gewichten

Soms moet je een dosering uitrekenen. Vooral bij het gebruik van antibiotica komt dit vaak voor en voor het merendeel bij baby's en kinderen. Je rekent de dosering uit aan de hand van het aantal kg lichaamsgewicht.

Voorbeeld 5
Baby Wang weegt 2,78 kg. De dosering is 3 mg/kg (dit betekent 3 mg per kg lichaamsgewicht). Hoeveel mg krijgt baby Wang?

Oplossing
Baby Wang krijgt 3 × 2,78 = 8,34 mg.

Figuur 9.3 Antibiotica-capsule.

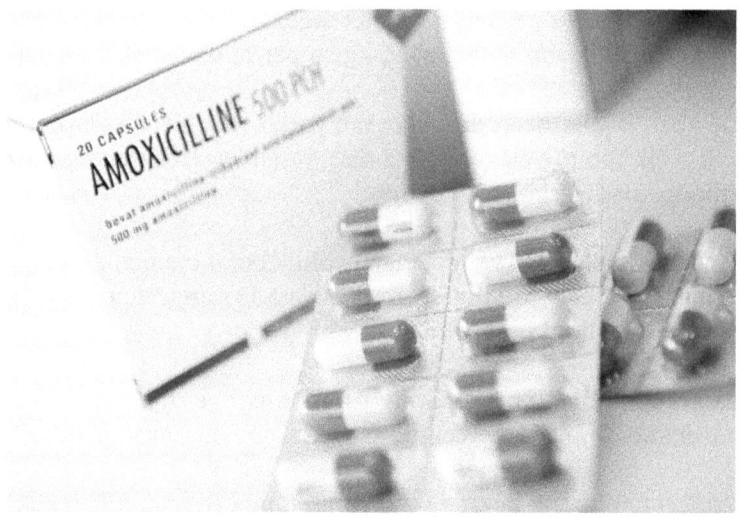

Voorbeeld 6

De dosering van een antibioticum bedraagt 15 mg/kg in 3 doses. Puck weegt 30 kilo. Hoeveel mg antibioticum krijgt Puck per keer en hoeveel antibioticum krijgt Puck per dag?

Oplossing

15 mg/kg lichaamsgewicht in 3 doses betekent dat de hoeveelheid over 3 toedieningen wordt verdeeld. In dit geval 15 mg × 30 = 450 mg antibioticum per dag; per keer is dit 150 mg.

VRAGEN EN OPDRACHTEN

1 Een pasgeboren baby krijgt 25 mg antibioticum (amoxicilline) per kg lichaamsgewicht. De baby weegt 3250 g. Hoeveel mg amoxicilline krijgt de baby per dag?

2 Een pasgeboren baby krijgt 25 mg amoxicilline per kg lichaamsgewicht. De baby weegt 2780 g. Hoeveel gram amoxicilline krijgt de baby per dag?

3 Een pasgeboren baby krijgt 15 mg amoxicilline per kg lichaamsgewicht. De baby weegt 4,25 kg. Hoeveel mg amoxicilline krijgt de baby per dag?

4 Bas krijgt een antibioticakuur voorgeschreven. Bas weegt 49.550 g. De dosering van dit antibioticum luidt: 30 mg/kg in 3 doses. Hoeveel antibioticum krijgt Bas per dag en hoeveel per keer?

5 Peter krijgt een kuur amoxicilline voorgeschreven. Peter weegt 60 kg. De dosering van dit antibioticum luidt: 45 mg/kg in 4 doses. Hoeveel antibioticum krijgt Peter per dag en hoeveel per keer?

6 Lenda krijgt een kuur amoxicilline voorgeschreven. Lenda weegt 39,6 kg. De dosering van dit antibioticum luidt: 25 mg/kg in 5 doses. Hoeveel antibioticum krijgt Lenda per dag en hoeveel per keer?

7 Mariëlle krijgt antibioticacapsules voorgeschreven. Zij weegt 25 kg. De dosering van dit antibioticum luidt: 30 mg/kg in 3 doses gedurende 5 dagen. Hoeveel mg antibioticum bevat 1 capsule en hoeveel capsules bevat deze kuur?

8 Pieter krijgt antibioticacapsules voorgeschreven. Hij weegt 62.500 g. De dosering van dit antibioticum luidt: 18 mg/kg in 3 doses gedurende 7 dagen. Hoeveel mg antibioticum bevat 1 capsule en hoeveel capsules bevat deze kuur?

9 Karlijn krijgt antibioticacapsules voorgeschreven. Zij weegt 45 kg. De dosering van dit antibioticum luidt: ongeveer 15 mg/kg in 3 doses gedurende 7 dagen. Hoeveel mg antibioticum krijgt Karlijn per keer? Er bestaan capsules van 250 mg en 375 mg; welke zouden het dichtst bij de dosering komen?

10 Tjerk krijgt antibioticacapsules voorgeschreven. Hij weegt 24.555 g. De dosering van dit antibioticum luidt: ongeveer 43 mg/kg in 3 doses gedurende 7 dagen. Hoeveel mg antibioticum krijgt Tjerk per keer? Er bestaan capsules van 250 mg en 375 mg; welke zouden het dichtst bij de dosering komen?

9.4 Rekenen met milliliters

Voor volume wordt de eenheid 'liter' gebruikt. Zowel bij het berekenen van massa's als volumes geef je door middel van een voorvoegsel aan hoeveel je bedoelt. Bij massa is dit gram + voorvoegsel bij volume is dit liter + voorvoegsel.

Tabel 9.2 Voorvoegsel bij volume

voorvoegsel	afkorting	betekenis	uitleg		
milli	ml	1 duizendste	1 milliliter	=	0,001 liter

Voorbeeld 7
Een flacon met 0,5 liter drank bevat ... ml.

Oplossing
Een flacon met 0,5 liter drank bevat 500 ml.

Voorbeeld 8
Hoeveel ml moet je aan 1,6 liter toevoegen om 2 liter te krijgen?

Oplossing
400 ml (2000 ml − 1600 ml)

Voorbeeld 9
Een baby krijgt 6 × 0,5 ml antibiotica. Een flesje bevat 20 ml. De baby moet dit 10 dagen gebruiken. Heb je aan 1 flesje voldoende?

Oplossing
Per dag gebruikt de baby 6 × 0,5 ml = 3 ml; gedurende 10 dagen = 3 × 10 = 30 ml. Je moet dus 2 flesjes hebben.

Voorbeeld 10
Er zit nog 50 ml drank in een fles. De patiënt gebruikt 3 x daags 3 ml. De patiënt vertrekt voor 2 dagen naar Parijs. Heeft de patiënt nog voldoende om naar Parijs te gaan?

Oplossing
Per dag 3 × 3 ml = 9 ml per dag. In 2 dagen gebruikt de patiënt 18 ml. In de flacon zit nog 50 ml. Dat is nog voldoende om naar Parijs te gaan.

Normaal gesproken zijn per 24 uur de opname en uitscheiding van vocht in het lichaam in balans. Dit wordt de vochtbalans genoemd. Als de opname van vocht toeneemt, zal in normale omstandigheden de uitscheiding ook toenemen. Bij een verminderde opname zal de uitscheiding afnemen. De vochtbalans raakt verstoord als de input en output niet met elkaar in evenwicht zijn. Dit kan optreden bij een gestoorde nierfunctie: ruime inname van vocht, maar geen uitscheiding. Er ontstaat vochtophoping, dat wil zeggen: een positieve vochtbalans. Andersom kan ook: te veel vochtverlies (braken, diarree) en te weinig vochtopname: de patiënt droogt uit. Er is nu een negatieve vochtbalans ontstaan.

Figuur 9.4
Vochtbalans.

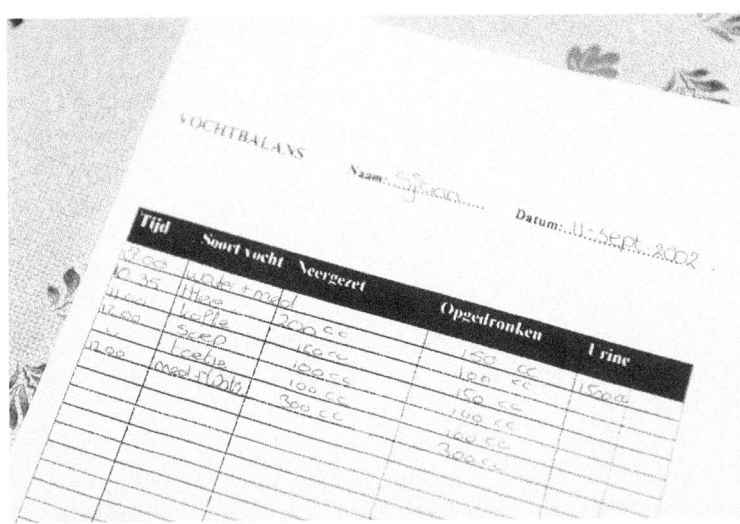

Voorbeeld 11

Een patiënt heeft de afgelopen 24 uur gedronken: 150 ml, 150 ml, 200 ml, 125 ml, 125 ml, 75 ml, 150 ml, 75 ml, 125 ml, 50 ml. De patiënt heeft 1,3 liter infuus gehad. De urineproductie is 3395 ml.
Bereken de vochtbalans over de afgelopen 24 uur (in ml).
NB: als de vochtbalans negatief is, laat de uitkomst dan voorafgaan door een –.

Oplossing
Gedronken 1225 ml + 1300 ml (infuus) = 2525 ml vocht gekregen.
2525 ml – 3395 = – 870 ml.

VRAGEN EN OPDRACHTEN

1 Bereken.
a Een flacon met 0,75 liter ontsmettingsmiddel bevat ... ml.
b Een emmer met 1,5 liter sop bevat ... ml.
c Een fles met 150 ml oplosmiddel bevat ... liter.

2 Hoeveel ml moet je toevoegen aan 1,2 liter om 1,5 liter te krijgen? Hoeveel liter moet je toevoegen aan 350 ml om 600 ml te krijgen?

3 Paul slikt 4 x daags 15 ml hoestdrank. Hoeveel hele dagen kan Paul een flacon van 0,3 liter gebruiken?

4 Brenda slikt een drank tegen brandend maagzuur. 's Morgens en 's middags slikt ze 10 ml en voor het naar bed gaan nog een keertje 15 ml. Hoeveel dagen kan Brenda met een flacon van 300 ml doen?

5 Noual krijgt 3 x daags 1,2 ml antibioticadruppels. Een flesje bevat 20 ml. Noual moet dit 5 dagen gebruiken. Heeft zij voldoende aan 1 flesje?

6 Er zit nog 75 ml drank in een fles. Lesley gebruikt 3 x daags 2 ml. De feestdagen staan voor de deur en je moet zeker voor 5 dagen in huis hebben. Heeft Lesley voldoende drank in huis?

7 Er zit nog 25 ml drank in een fles. Baby Ljuca gebruikt 3 x daags 1,7 ml. Je moet zeker voor 7 dagen in huis hebben. Heb je voldoende aan die 25 ml?

8 Er zit nog 50 ml drank in een flacon. Claudia moet nog 3 dagen 2 x daags 10 ml innemen. Heb je voldoende aan deze flacon?

9 Er zit nog 100 ml in een flacon. De heer Adakom slikt 2 dagen 15 ml per dag, daarna 2 dagen 10 ml, daarna 2 dagen 5 ml en daarna stopt hij met slikken. Heb je voldoende aan de flacon van 100 ml?

10 Er zit nog 120 ml in een flacon. Mevrouw Tadema slikt 2 dagen 15 ml, daarna 2 dagen 10 ml en vervolgens 5 ml per dag. Hoeveel dagen kan zij deze flacon gebruiken?

11 Een patiënt heeft van 24.00 uur tot 6.00 uur een positieve vochtbalans van 1350 ml. Van 6.00 uur tot 12.00 uur heeft hij 860 ml infuus gehad, 475 ml gedronken en 657 ml geplast. Bereken de vochtbalans van 24.00 uur tot 12.00 uur (in ml).

12 Een patiënt heeft van 24.00 uur tot 6.00 uur een negatieve vochtbalans van 1350 ml. Van 6.00 uur tot 12.00 uur heeft hij 1500 ml infuus gehad, 425 ml gedronken en 647 ml geplast. Bereken de vochtbalans van 24.00 uur tot 12.00 uur (in ml).

13 Een patiënt heeft in de afgelopen 24 uur gedronken: 125 ml, 75 ml, 100 ml, 250 ml, 125 ml, 200 ml, 200 ml, 100 ml, 125 ml, 75 ml. De patiënt heeft 2,5 liter infuus gehad. De urineproductie is 2735 ml. Bereken de vochtbalans van de afgelopen 24 uur (in ml).

14 Een patiënt heeft van 24.00 uur tot 6.00 uur een negatieve vochtbalans van 1500 ml. Van 6.00 uur tot 12.00 uur heeft hij 2500 ml infuus gehad, 575 ml gedronken en 650 ml geplast. Bereken de vochtbalans van 24.00 uur tot 12.00 uur (in ml).

15 Een patiënt heeft in de afgelopen 24 uur gedronken: 250 ml, 150 ml, 150 ml, 250 ml, 150 ml, 200 ml, 200 ml, 75 ml, 125 ml, 75 ml. De patiënt heeft 2,6 liter infuus gehad. De urineproductie is 2750 ml. Bereken de vochtbalans (in ml).

16 Een patiënt heeft de afgelopen 24 uur gedronken: 125 ml, 125 ml, 150 ml, 125 ml, 250 ml, 75 ml, 200 ml, 175 ml, 75 ml, 50 ml. De patiënt heeft 1,5 liter infuus gehad. De urineproductie is 2735 ml. Bereken de vochtbalans (in ml).

9.5
Rekenen met milliliters en milligrammen

Geneesmiddelen kunnen voor toediening opgelost zijn in een drank, of voor injectie opgelost in een vloeistof. Zo kan op het etiket staan dat in 1 ml vloeistof 10 mg geneesmiddel is opgelost. Het oplossen zorgt ervoor dat het geneesmiddel gelijkelijk over de vloeistof is verdeeld. Dit houdt in dat in 0,5 ml vloeistof 5 mg geneesmiddel is opgelost en dat 0,25 vloeistof 2,25 mg geneesmiddel bevat, enzovoort. De verhouding tussen vloeistof en geneesmiddel is steeds hetzelfde.
Samenvattend kun je zeggen dat een oplossing een gelijke verhouding is tussen een volume-eenheid (liter) en een massaeenheid (gram).

De hoeveelheid massa die is opgelost in het volume noemt men concentratie. De concentratie wordt uitgedrukt in **mg/ml**. Voor de doordenkers onder ons is de verhouding hetzelfde; beide een duizendste van een gram/liter.

In de volgende paragrafen komen IE/ml, massaprocenten en volumeprocenten nog aan bod. Met IE wordt Internationale Eenheden bedoeld (zie paragraaf 2.5).

Figuur 9.5
Ampul morfine.

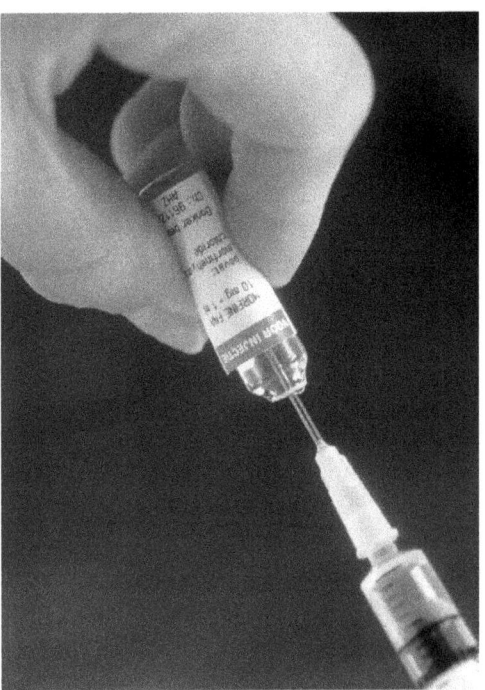

Voorbeeld 12
Paracetamoldrank 24 mg/ml. Hamideh slikt 432 mg paracetamol per dag. Een fles paracetamoldrank bevat 0,5 liter. Hoeveel ml drank neemt Hamideh per dag in en hoeveel hele dagen kan zij met 1 fles doen?

Oplossing
Per dag slikt Hamideh 432 : 24 = 18 ml drank. Zij kan een fles 27 dagen (500 : 18) gebruiken.

Voorbeeld 13
Hoeveel morfine heb je in 2 ml met als uitgangsoplossing morfine 10 mg/ml?

Oplossing
20 mg (2 × 10)

Voorbeeld 14
Hoeveel ml heb je nodig voor 18 mg morfine met als uitgangsoplossing morfine 10 mg/ml?

Oplossing
1,8 ml (18:10 × 1 ml)

Voorbeeld 15
Je moet 500 mg amoxicilline oplossen tot een concentratie van 40 mg/ml. Hoeveel ml oplosmiddel heb je nodig?

Oplossing
Je hebt 12,5 ml oplossing nodig om 500 mg op te lossen tot 40 mg/ml (500 mg : 40).

Voorbeeld 16
Arnold ligt op de IC-afdeling. Hij heeft gedurende 6 uur dobutamine intraveneus toegediend gekregen. De dosering is 5 µg per kg lichaamsgewicht per minuut. De concentratie van dobutamine is 12,5 mg per ml in ampullen van 20 ml. Hoeveel ml dobutamine kreeg Arnold, als hij 70 kg weegt?

Oplossing
Arnold kreeg 10,1 ml intraveneus toegediend.
Arnold kreeg 5 × 70 = 350 µg/min. Voor 6 uur is dit 350 × 360 = 126.000 µg. Dit is gelijk aan 126 mg per 6 uur. De concentratie dobutamine is 12,5 mg/ml.

Als Arnold 126 mg heeft gekregen is dit $\frac{126}{12},5 = 10,1$ ml.

VRAGEN EN OPDRACHTEN

1 In 1 ml oplosvloeistof is 15 mg geneesmiddel opgelost. Beantwoord de onderstaande vragen met juist/onjuist.
a In 2 ml zit meer dan 15 mg opgelost.
b Het aantal ml oplosvloeistof bepaalt de hoeveelheid geneesmiddel die wordt toegediend.
c In 0,5 ml zit meer dan 15 mg opgelost.
d Je moet 1,5 ml geven om 22,5 mg geneesmiddel toe te dienen.

2 Paracetamoldrank 24 mg/ml. Pieter-Jan slikt 3 x daags 120 mg paracetamol. Een fles paracetamoldrank bevat 0,5 liter. Hoeveel ml drank neemt Pieter-Jan per dag en hoeveel hele dagen kan hij 1 fles gebruiken?

3 Melissa heeft ernstige pijn en krijgt 6 x daags 30 mg morfine. De morfine wordt door de sonde gegeven. De apotheek levert morfinedrank in een flacon van 100 ml met een concentratie van 20 mg/ml. Hoeveel ml krijgt Melissa per dag en hoeveel hele dagen kan zij 1 flacon gebruiken?

4 Vul het volgende in met als uitgangsoplossing 15 mg/ml.
a 3 ml = ... mg
b 10 ml = ... mg
c 0,1 ml = ... mg
d ... ml = 18 mg
e 4 ml = ... mg
f 8 ml = ... mg
g 0,4 ml = ... mg
h ... ml = 36 mg

5 In voorraad: morfineampullen 100 mg / 5 ml (let op de sterkte!) en vul onderstaande in.

a 3 ml = ... mg
b 10 ml = ... mg
c 0,1 ml = ... mg
d ... ml = 22 mg
e 4 ml = ... mg
f 8 ml = ... mg
g 0,4 ml = ... mg
h ... ml = 30 mg

6 In voorraad atropine 1 ml = 2 mg. Een patiënt moet 3 mg atropine toegediend krijgen. Hoeveel ml moet je optrekken?

7 In voorraad ampullen met een sterkte van 5 mg/ml. De patiënte moet 2,5 mg toegediend krijgen. Hoeveel ml trek je op?

8 In voorraad ampullen met een sterkte van 1g/4 ml. De patiënt met 375 mg toegediend krijgen. Hoeveel ml trek je op?

9 In voorraad ampullen van 2 ml met een sterkte van 10 mg/ml. De patiënt krijgt 0,3 mg toegediend. Hoeveel ml is dat?

10 In voorraad ampullen 25 mg/ml. Een ampul bevat 1 ml. Een patiënt krijgt 200 mg per dag verdeeld over 4 injecties per 24 uur. Hoeveel ml zit er in 1 injectie?

11 Je moet 250 mg amoxicilline oplossen tot een concentratie van 20 mg/ml. Hoeveel ml oplosmiddel heb je nodig?

12 Je moet 500 mg amoxicilline oplossen tot een concentratie van 50 mg/ml. Hoeveel ml oplosmiddel heb je nodig?

13 Je moet 250 mg amoxicilline oplossen tot een concentratie van 50 mg/ml. Hoeveel ml oplosmiddel heb je nodig?

14 Je moet 1 g amoxicilline oplossen tot een concentratie van 50 mg/ml. Hoeveel ml oplosmiddel heb je nodig?

15 Je moet 1 g amoxicilline oplossen tot een concentratie van 125 mg/ml. Hoeveel ml oplosmiddel heb je nodig?

16 Marion ligt op de CCU-afdeling. Zij heeft gedurende 6 uur nitroglycerine intraveneus toegediend gekregen. De dosering is 10 µg per kg per minuut. De concentratie van nitroglycerine is 1 mg per ml in een perfusiepomp van 50 ml. Hoeveel ml nitroglycerine kreeg Marion, als zij 76 kg weegt?

17 Hakan ligt op de IC-afdeling. Hij heeft gedurende 8 uur dobutamine intraveneus toegediend gekregen. De dosering is 5 mg per kg per minuut. De concentratie van dobutamine is 12,5 mg per ml in ampullen van 20 ml. Hoeveel ml dobutamine kreeg Hakan, als hij 90 kg weegt?

18 Floor ligt op de CCU-afdeling. Zij heeft gedurende 5 uur nitroglycerine intraveneus toegediend gekregen. De dosering is 5 µg per kg per minuut. De concentratie van nitroglycerine is 1 mg per ml in een perfusiepomp van 50 ml. Hoeveel ml nitroglycerine kreeg Floor, als zij 72,3 kg weegt?

19 Tom ligt op de IC-afdeling. Hij heeft gedurende 7 uur dobutamine intraveneus toegediend gekregen. De dosering is 8 mg per kg per minuut. De concentratie van dobutamine is 12,5 mg per ml in ampullen van 20 ml. Hoeveel ml dobutamine kreeg Tom, als hij 67 kg weegt?

20 Linda ligt op de CCU-afdeling. Zij heeft gedurende 3 uur verapamil intraveneus toegediend gekregen. De dosering is 0,0627 mg per minuut. Je trekt een ampul van 2 ml verapamil van 2,5 mg/ml op en vult met 50 ml aan. De spuit op de perfusiepomp gezet. Wat is de concentratie verapamil en hoeveel ml kreeg Linda in 3 uur? Hoeveel spuiten moesten er worden klaargelegd?

21 Fledder ligt op de CCU-afdeling. Hij heeft gedurende 8 uur disopyramide intraveneus toegediend gekregen. De dosering is 0,4 mg/kg lichaamsgewicht per uur. Je trekt een ampul van 5 ml disopyramide van 10 mg/ml op en vult met 50 ml aan. De spuit wordt op de perfusiepomp gezet. Wat is de concentratie disopyramide en hoeveel ml kreeg Fledder in 8 uur als hij 82 kg weegt?

22 Paul ligt op de CCU-afdeling. Hij heeft gedurende 3 uur disopyramide intraveneus toegediend gekregen. De dosering is 0,4 mg/kg lichaamsgewicht per uur. Je trekt een ampul van 5 ml disopyramide van 10 mg/ml op en vult met 50 ml aan. De spuit wordt op de perfusiepomp gezet. Wat is de concentratie disopyramide en hoeveel ml kreeg Paul in 3 uur als hij 115 kg weegt?

9.6 Rekenen met Internationale Eenheden (IE)

Een massa in een vloeistof wordt uitgedrukt in mg maar dit kan ook in IE, de afkorting van 'internationale eenheid'. Voor bepaalde geneesmiddelen is een massa-eenheid is afgesproken. In de gezondheidszorg wordt het begrip IE voornamelijk gebruikt bij antistollingsmiddelen, insulinepreparaten en antibioticapreparaten. De rekenmethode voor IE is hetzelfde als bij mg/ml. Maar nu staat er IE in plaats van mg (zie hiervoor ook hoofdstuk 2).

Voorbeeld 17
Op een flesje insuline staat: insuline Actrapid 1 ml = 100 IE.
Een patiënt krijgt 50 IE toegediend.
Hoeveel ml injecteer je?

Oplossing
1 ml = 100 IE; 50 IE = 0,5 ml

Voorbeeld 18
Mevrouw Ponica krijgt Actrapid toegediend in verband met haar diabetes mellitus. De aanbevolen dosis is 0,15 eenheden per kg. Mevrouw weegt 73 kg. Hoeveel ml Actrapid van 100 eenheden per ml moet aan 100 ml natriumchloride 0,9% worden toegevoegd om de aanbevolen dosis te krijgen?

Oplossing
Mevrouw Ponica krijgt 10,95 IE. Een ampul Actrapid bevat 100 IE per ml. Er moet 10,95 :100 = 0,1095 ml, afgerond 0,11 ml, aan het infuus worden toegevoegd.

Figuur 9.6
Flacon insuline.

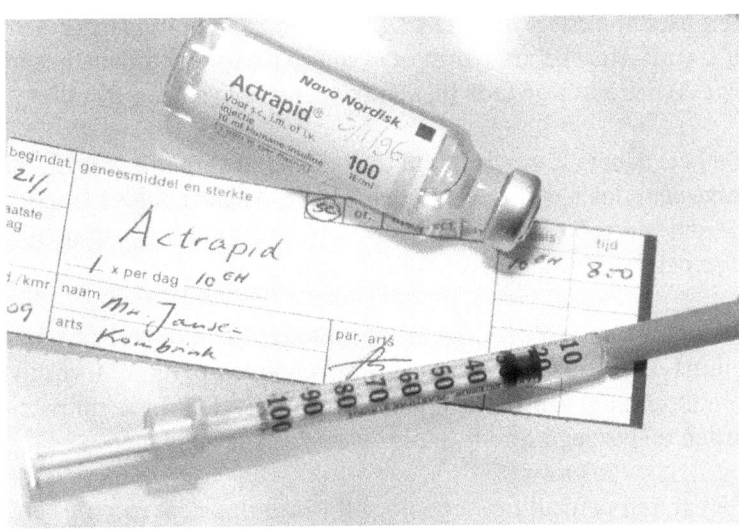

Voorbeeld 19
Een patiënt krijgt 300 ml penicilline per dag toegediend in 6 doseringen. De penicilline is opgelost als oplossing van 50.000 IE/ml. Hoeveel eenheden penicilline krijgt de patiënt per dosering?

Oplossing
2.500.000 IE per keer; 300 ml : 6 = 50 ml; 50 × 50.000 IE = 2.500.000 IE per keer.

Voorbeeld 20
Je moet een flacon urokinase met 250.000 IE oplossen tot een concentratie van 40.000 IE/ml. Hoeveel ml oplosmiddel heb je nodig?

Oplossing
Je hebt 6,25 ml oplossing nodig om 250.000 IE op te lossen tot 40.000 IE/ml (250.000 IE : 40.000 IE).

VRAGEN EN OPDRACHTEN

1 In voorraad Heparine 5 ml = 5000 IE. Vul onderstaande in.
 a 300 IE = ... ml
 b 2500 IE = ... ml
 c ... IE = 0,01.ml
 d ... IE= 3 ml
 e 4 ml = ... IE
 f 1,6 ml = ... IE
 g 20 IE = ... ml
 h 12.500 IE = ... ml

2 Een patiënt krijgt 1,2 ml Actrapid toegediend uit een flacon 1 ml = 100 IE. Hoeveel IE krijgt de patiënt toegediend?

3 Een patiënt moet 's morgens en 's middags 75 IE krijgen. 's Avonds spuit de patiënt zelf 1,3 ml. Hoeveel ml wordt er 's morgens en 's middags gespoten en hoeveel IE krijgt de patiënt 's avonds bij een concentratie van 100 IE/ml?

4 De heer Albers krijgt Actrapid toegediend in verband met zijn diabetes mellitus. De aanbevolen dosis is 0,15 eenheden per kg. Meneer Albers weegt 95 kg. Hoeveel ml Actrapid van 100 eenheden per ml moet aan 100 ml natriumchloride 0,9% worden toegevoegd om de aanbevolen dosis te krijgen?

5 Mevrouw Van Wolde krijgt Actrapid toegediend in verband met haar diabetes mellitus. De aanbevolen dosis is 0,15 eenheden per kg. Mevrouw weegt 47 kg. Hoeveel ml Actrapid van 100 eenheden per ml moet aan 100 ml natriumchloride 0,9% worden toegevoegd om de aanbevolen dosis te krijgen?

6 Een ampul penicilline 1.000.000 IE wordt opgelost in 5 ml. Een patiënt krijgt 40.000 IE. Hoeveel ml wordt er toegediend?

7 Een patiënt krijgt 240 ml penicilline per dag toegediend in vier doseringen. De penicilline is opgelost als oplossing van 50.000 IE/ml. Hoeveel eenheden penicilline krijgt de patiënt per dosering?

8 In voorraad een ampul penicilline 1.000.000 IE. Hoeveel ml moet je toevoegen om een concentratie van 50.000 IE/ml te krijgen? Hoeveel moet je hiervan optrekken om 125.000 IE toe te kunnen dienen?

9 In voorraad een ampul urokinase 5.000.000 IE. Hoeveel ml moet je toevoegen om een concentratie van 25.000 IE/ml te krijgen? Hoeveel moet je hiervan optrekken om 8750 IE toe te kunnen dienen?

10 Een patiënt krijgt elke 5 minuten, gedurende 3 uur 2000 IE streptokinase. Op voorraad een ampul streptokinase van 750.000 IE. Hoeveel injectievloeistof moet je toedienen om een concentratie van 20.000 IE /ml te krijgen? Hoeveel ml trek je per toediening op en hoeveel toedieningen krijgt de patiënt?

11 Een patiënt krijgt elke 3 minuten, gedurende 3 uur 1500 IE streptokinase. Op voorraad een ampul streptokinase van 250.000 IE. Hoeveel injectievloeistof moet je toedienen om een concentratie van 12.500 IE/ml te krijgen? Hoeveel ml trek je per toediening op en hoeveel toedieningen krijgt de patiënt?

12 Een patiënt krijgt elke 5 minuten, gedurende 5 uur 1250 IE streptokinase. Op voorraad een ampul streptokinase van 500.000 IE. Hoeveel injectievloeistof moet je toedienen om een concentratie van 5000 IE/ml te krijgen? Hoeveel ml trek je per toediening op en hoeveel toedieningen krijgt de patiënt?

9.7 Rekenen met procenten

In hoofdstuk 5 van dit boek zijn de procenten al besproken. We gaan hier nu verder.

Voorbeeld 21

In voorraad morfine 2%. Een patiënt krijgt 30 mg.
Vraag: hoeveel ml wordt bij de patiënt geïnjecteerd?

Oplossing
In eerste instantie ben je geneigd om te denken dat je een tekort aan gegevens hebt om dit vraagstuk op te lossen. Echter, vanuit het %-getal kan worden afgeleid hoeveel mg morfine in 1 ml zit. Dit is de sleutel tot de oplossing. 2%-morfineoplossing wil zeggen: 2 g in 100 ml oplossing ofwel 2000 mg in 100 ml oplossing. De patiënt heeft 30 mg morfine nodig. Dit komt overeen met 1,5 ml (30 **mg** : 2000 **mg** × 100 ml) (teller en noemer moeten wel dezelfde eenheid hebben).

Hetzelfde maar dan op een andere manier:
2%-morfineoplossing wil zeggen: 2 g per 100 ml-oplossing of 2000 mg in 100 ml. Dat is dus 20 mg per ml. De patiënt heeft 30 mg nodig. Dat komt overeen met 1,5 ml: 30 mg : 20 mg × 1 ml.

Voorbeeld 22
Je hebt 15 g Halamid ter beschikking. Hoeveel liter water moet je toevoegen om een 0,5%-Halamidoplossing te krijgen?

Oplossing
Voor deze oplossing is 3 liter water nodig. 0,5 % betekent 0,5 g Halamid per 100 ml. Dat is hetzelfde als 5 g per liter. 15 g Halamid heeft dan $\frac{15}{5} = 3$ liter nodig.

VRAGEN EN OPDRACHTEN

1 In voorraad: een morfineoplossing van 5%. De patiënt krijgt 10 mg. Hoeveel ml krijgt de patiënt geïnjecteerd?

2 In voorraad: ampullen Atropine van 3%. De patiënt krijgt 6 mg Atropine per injectie. Hoeveel ml krijgt de patiënt geïnjecteerd?

3 Je moet 200 mg Cisordinol i.m. toedienen. Een ampul van 2 ml bevat 5% Cisordinol. Hoeveel ampullen heb je nodig?

4 Een patiënt heeft ernstige pijn. De internist schrijft 0,3 mg Fentanyl voor. Je hebt ampullen van 0,005% en een ampul bevat 10 ml. Hoeveel ml van de ampullenvloeistof heb je nodig?

5 In voorraad: Vilanoplossing van 2,5%. De patiënt krijgt 2 ml toegediend. Hoeveel mg krijgt de patiënt toegediend?

6 Mevrouw Birsak heeft veel pijn. Ze krijgt morfine in de dosering van 18 mg morfine 2% voorgeschreven. Hoeveel ml morfine 2% krijgt mevrouw Birsak?

7 Een infuuszak bevat 20% glucose. Hierin zit 50 g glucose. Hoeveel ml bevat deze infuuszak?

8 In voorraad: kaliumchlorideoplossing van 15 %. Er moet 375 mg kaliumchloride in een infuuskolf van 500 ml worden toegevoegd. Hoeveel ml kaliumchloride voeg je aan dit infuus toe?

9 Een patiënt krijgt 3 x daags 25 mg geneesmiddel via een spuitenpomp voorgeschreven. Op het etiket van de ampullen staat 2%. Een ampul bevat 1 ml. Je collega maakt de spuiten voor de gehele dag klaar. Zij trekt 3 x 12,5 ml op en vult iedere spuit aan tot 50 ml. Klopt dit? Zo nee, welke fout maakt je collega?

10 In voorraad: 30 ml waterstofperoxide 10%. Nodig een 2% waterstofperoxideoplossing. Hoeveel waterstofperoxideoplossing van 2% kun je van de voorraad maken? Hoeveel water voeg je toe?

11 In voorraad: waterstofperoxide 5%. Nodig 100 ml waterstofperoxide 1%. Hoeveel waterstofperoxide van 5% heb je nodig?

12 Nodig een liter lysoloplossing van 2%. In voorraad 300 ml van 5%. Hoe maak je de gevraagde oplossing?

13 In voorraad: Halamidoplossing van 0,5%. Nodig 2 l van 0,3% Halamidoplossing.
a Hoeveel Halamidoplossing van 0,5% Halamidoplossing heb je nodig?
b Hoeveel water voeg je toe?

14 Een patiënt krijgt een infuus via een spuitenpomp. In de spuitenpomp zit een spuit met een oplossing van 2 ml Zantac 2,5% en 48 ml NaCl 0,9%. Wat is de concentratie Zantac in de oplossing in de spuit?

15 De oogarts schrijft een oogdruppel voor met een dosering van 1 x 20 mg. In de medicijnkamer staan deze oogdruppels; dit is een 4%-oplossing. 1 ml = 20 druppels. Hoeveel druppels druppel je de zorgvrager in zijn oog?

16 Meneer Jansen krijgt 5 x daags 2 druppels Pilocarpine 4% oogdruppels toegediend. 1 ml oogdruppel komt overeen met 20 druppels.
a Hoeveel mg Pilocarpine krijgt meneer Jansen per keer en hoeveel mg Pilocarpine krijgt hij per dag in zijn ogen toegediend?
b Hoeveel dagen kan meneer Jansen met een flesje Pilocarpine 4% oogdruppels 5 ml doen?

9.8 Rekenen met infusen/druppelsnelheid

Een infuus is een systeem waarmee vocht en/of medicijnen toegediend worden. Via een dun slangetje in een bloedvat loopt het vocht het lichaam in. Een infuus wordt toegediend zodat:
- een patiënt voldoende vocht binnenkrijgt als hij niet mag drinken (denk hierbij aan een operatie) of als hij niet kan drinken (denk hierbij aan een ernstig zieke of bewusteloze patiënt);
- geneesmiddelen nauwkeurig kunnen worden toegediend binnen een bepaald tijdsbestek;
- bij uitdroging het tekort aan vocht snel kan worden aangevuld;
- bij groot bloedverlies het tekort aan bloedcellen snel kan worden aangevuld.

Onder de infuussnelheid van een infuus verstaan we de tijd waarbinnen een hoeveelheid infuusvloeistof moet worden toegediend. De infuussnelheid wordt uitgedrukt in:
- milliliters per uur (ml/uur); met een infuuspomp kun je exact berekenen hoeveel ml infuusvloeistof er in een bepaalde tijd aan een patiënt moet worden gegeven;

- druppels per minuut (dr/min); door afstemming van de druppelsnelheid kun je exact berekenen hoeveel infuusvloeistof in een bepaalde tijd aan een patiënt moet worden toegediend (gegeven: 1 ml = 20 druppels).

Voorbeeld 23
Een patiënt moet per infuus bijvoorbeeld 100 ml in een uur laten inlopen. Je weet dat 1 ml = 20 druppels. Dit betekent 20 × 100 = 2000 druppels voor 100 ml. 1 uur is 60 minuten.

De druppelsnelheid wordt altijd per minuut gemeten. Je kunt nu uitrekenen hoeveel druppels dit per minuut zijn: 2000 druppels : 60 minuten = 33,3333 druppels. Omdat je de infuussnelheid niet zo nauwkeurig kunt afstellen, stel je deze in op 33 à 34 druppels per minuut.

Looptijd
Een patiënt moet 1,2 liter infuus per 24 uur hebben. Je kunt gebruik maken van een infuuspomp (waarbij de stand ingesteld kan worden op aantal ml/uur). Op welke stand zet je de pomp? NB: rond de uitkomst naar boven af in ml/uur.

Oplossing
1,2 liter komt overeen met 1200 ml in 24 uur. Dit betekent 50 ml per uur (1200 ml : 24 = 50). De pomp moet dus op 50 ml per uur worden ingesteld.

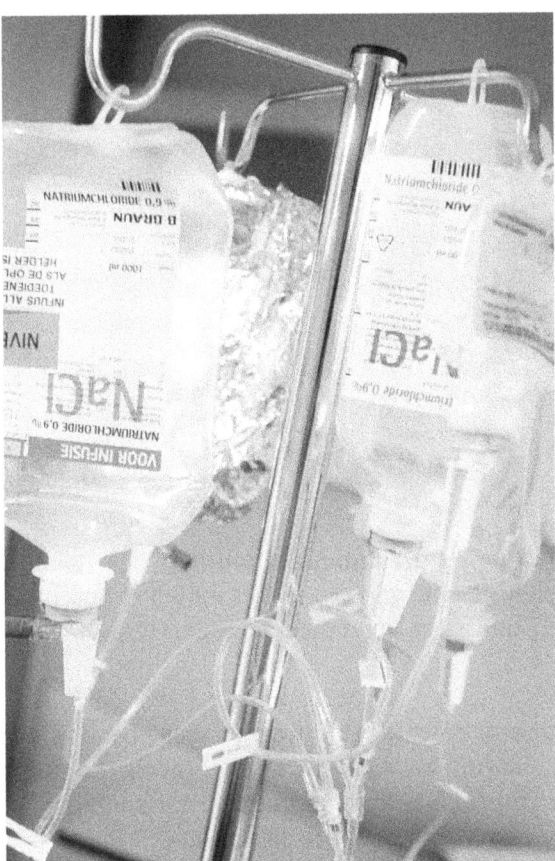

Figuur 9.7
Infuuszak

Voorbeeld 24
Loopsnelheid in ml per uur (ml/uur)
Bij een patiënt staat de infuuspomp op 120 ml/uur ingesteld. Hoeveel ml krijgt de patiënt per 24 uur toegediend?

Oplossing:
120 ml per uur; een dag heeft 24 uur. De patiënt krijgt dus 2880 ml per dag aan infuus toegediend.

Figuur 9.8
Infuuspomp.

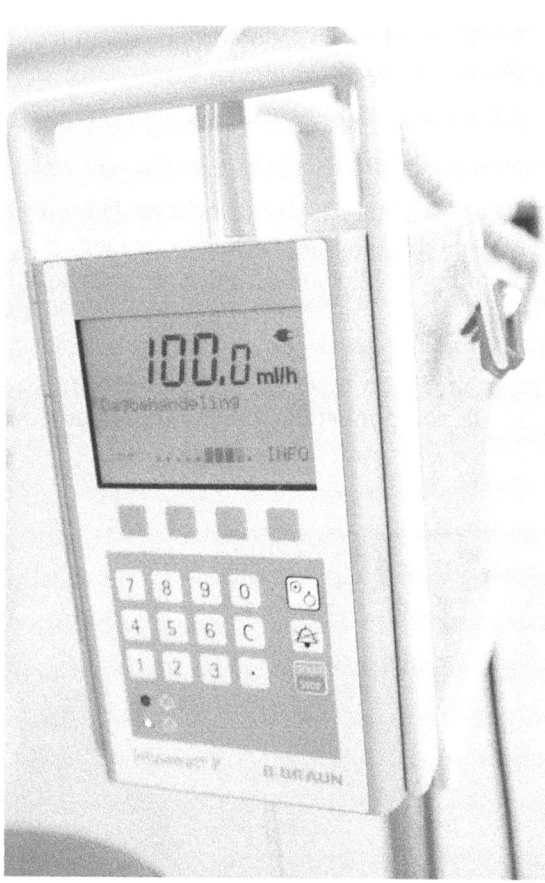

Voorbeeld 25
Loopsnelheid in druppels per minuut (dr/min)
Bereken de druppelsnelheid van een infuus indien er 500 ml infuusvloeistof in een looptijd van 3 uur toegediend moet worden.

Oplossing
500 ml infuusvloeistof moet in 3 uur worden toegediend; dit betekent 500 ml in 180 minuten. Per minuut betekent dit 2,78 ml (500 : 180) infuusvloeistof. Gegeven 1 ml = 20 druppels. 2,78 ml infuusvloeistof komt dan neer op 55,55 druppels, afgerond 56 druppels per minuut.

Figuur 9.9
Druppelteller.

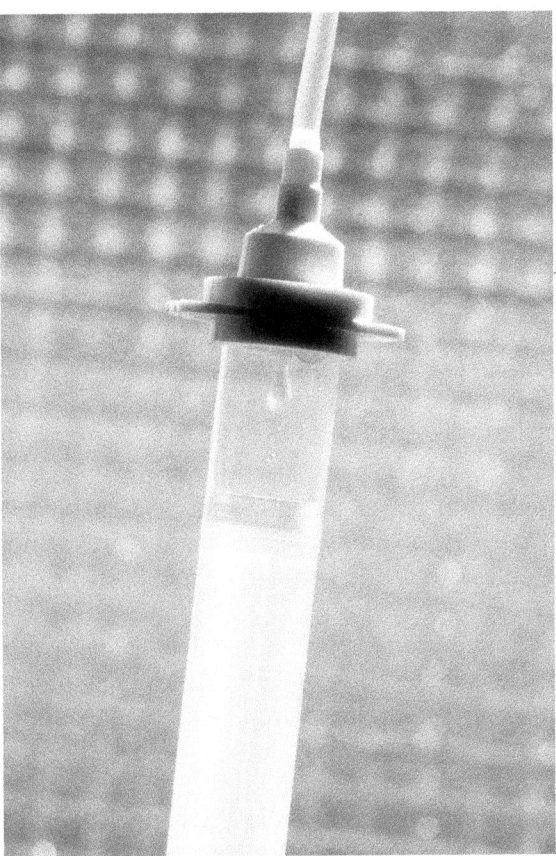

VRAGEN EN OPDRACHTEN

1 De internist spreekt met je af dat meneer Driessens per dag 2,4 liter NaCl 0,9% per infuuspomp moet worden toegediend. Welke pompstand (ml/uur) stel je in (uitkomst naar boven in hele ml/uur afronden)?

2 Mevrouw Almoudi heeft een ernstig trauma meegemaakt. Ze moet ten minste 1 liter glucose/NaCl per infuuspomp binnen 12 uur krijgen toegediend. Welke pompstand (ml/uur) stel je in (uitkomst naar boven in hele ml/uur afronden)?

3 Een patiënt moet 3,3 liter infuus per 24 uur hebben. De verpleegkundige maakt gebruik van een infuuspomp (deze wordt ingesteld op aantal ml/uur). Op welke stand moet de infuuspomp worden gezet?

4 Een patiënt moet 4,2 liter infuus per 48 uur hebben. Je maakt gebruik van een infuuspomp (waarbij de stand ingesteld kan worden op aantal ml/uur). Op welke stand zet je de pomp? Rond de uitkomst naar boven af in ml/uur.

5 Een patiënt moet 0,9 liter infuus per 24 uur hebben. Je maakt gebruik van een infuuspomp (bij deze pomp kan de stand worden ingesteld op aantal ml/uur). Op welke stand zet je de pomp?

6 Een patiënt krijgt 25 mg Lasix per uur onverdund per perfusiepomp toegediend. Een ampul van 10 ml bevat 100 mg Lasix. Op welke stand (ml/uur) moet je de perfusiepomp zetten?

7 Een patiënt met ernstige pijn krijgt 120 mg morfine per 24 uur onverdund per perfusiepomp toegediend. Een ampul van 10 ml bevat 100 mg morfine. Op welke stand (ml/uur) moet je de perfusiepomp zetten?

8 De infuuspomp bij mevrouw Izaak staat ingesteld op 28 ml/uur. Hoeveel liter infuusvloeistof krijgt zij per 48 uur toegediend (afronden op 2 decimalen)?

9 Bij een patiënt staat de infuuspomp op 135,5 ml/uur ingesteld. Hoeveel ml krijgt de patiënt per 24 uur toegediend?

10 De infuuspomp bij mevrouw Rustom staat ingesteld op 25 ml/uur. Hoeveel liter infuusvloeistof krijgt zij per 18 uur toegediend (afronden op 2 decimalen)?

11 Een collega heeft bij mevrouw Jansen een infuus aangelegd. De afspraak: mevrouw Jansen krijgt 1000 ml infuus per 24 uur. Je neemt de dienst over en na 2 uur constateer je dat de zak van 500 ml nog 250 ml bevat. Bereken hoeveel ml per uur het infuus exact (met 2 cijfers achter de komma) te snel heeft gelopen.

12 Een patiënt krijgt 1500 ml infuus per 24 uur. Iedere keer wordt er een infuuszak van 500 ml gebruikt. Je hangt een nieuwe infuuszak aan en na 4 uur constateer je dat de infuuszak nog maar 50 ml infuusvloeistof bevat. Bereken hoeveel ml per uur het infuus exact te snel heeft gelopen.

13 Een collega heeft bij meneer Wang een infuus aangelegd. De afspraak: meneer Wang krijgt 1250 ml infuus per 24 uur. Je neemt de dienst over en na 3 uur constateer je dat de zak van 500 ml nog 450 ml bevat. Bereken hoeveel ml per uur het infuus exact (met 2 cijfers achter de komma) te langzaam heeft gelopen.

14 Een patiënt krijgt 1000 ml infuus per 24 uur. Iedere keer wordt er een infuuszak van 500 ml gebruikt. Je hangt een nieuwe infuuszak aan en na 2 uur constateer je dat de infuuszak nog 300 ml infuusvloeistof bevat. Bereken hoeveel ml per uur het infuus exact (met 2 cijfers achter de komma) te snel heeft gelopen.

15 Een patiënt krijgt 1500 ml infuus per 24 uur. Iedere keer wordt er een infuuszak van 500 ml gebruikt. Je hangt een nieuwe infuuszak aan en na 4 uur constateer je dat de infuuszak nog 300 ml infuusvloeistof bevat. Bereken hoeveel ml per uur het infuus exact (afronden op 1 decimaal) te langzaam heeft gelopen.

16 Een patiënt moet 0,9 liter infuus per 24 uur hebben. Je hebt geen infuuspomp tot je beschikking. Bereken de druppelsnelheid per minuut. Opmerking: rond de uitkomst naar beneden af in hele druppels.

17 Een patiënt moet 3,4 liter infuus per 24 uur hebben. Je hebt geen infuuspomp tot je beschikking. Bereken de druppelsnelheid per uur. Opmerking: rond de uitkomst naar beneden af in hele druppels.

18 Een patiënt moet 2,5 liter infuus per 24 uur hebben. Je hebt geen infuuspomp tot je beschikking. Bereken de druppelsnelheid per minuut. Opmerking: rond de uitkomst naar boven af in hele druppels.

19 De druppelsnelheid van een infuus is ingesteld op 30 druppels per minuut. Hoeveel infuusvloeistof krijgt de patiënt per 12 uur toegediend?

20 De druppelsnelheid van een infuus is ingesteld op 150 druppels per uur. Hoeveel infuusvloeistof krijgt de patiënt toegediend per 48 uur?

21 De druppelsnelheid van een infuus is ingesteld op 75 druppels per minuut. Hoeveel infuusvloeistof krijgt de patiënt per 36 uur toegediend?

22 In een infuuszak van 500 ml zit nog 150 ml infuusvloeistof. De druppelsnelheid is 30 druppels per minuut. Hoeveel minuten kan dit infuus nog worden toegediend?

23 Inmiddels is er 230 ml uit een infuuszak van 500 ml gelopen. De druppelsnelheid is ingesteld op 27 druppels per minuut. Hoeveel uur kan het infuus nog worden toegediend?

24 Er wordt een jonge gozer op straat onderkoeld aangetroffen. Hij krijgt een waakinfuus. Hij krijgt 1 liter NaCl/glucose 0,9%/2,5% per 24 uur toegediend. De infuuszak van 1 liter wordt 's avonds om 23.30 uur aangehangen.
a Hoeveel NaCl en hoeveel glucose krijgt de jongen per 24 uur?
b Wat is de druppelsnelheid in dr/min (naar boven afronden)?

25 Een verpleegkundige heeft aan 50 ml infuusvloeistof 10 ml antibiotica toegevoegd. Deze antibiotica moet 24 uur per dag worden toegediend. Dit gedurende 10 dagen. De infuuspomp is ingesteld op 10 ml per uur.
a Een infuuszak wordt om 8.15 uur aangehangen. Wanneer is deze leeg?
b Hoeveel infuuszakken worden er per 24 uur gebruikt (niet afronden)?
c Hoeveel infuuszakken worden er in totaal verbruikt?

26 Een verpleegkundige heeft aan 100 ml infuusvloeistof 8 ml antibiotica toegevoegd. Deze antibiotica moet 24 uur per dag worden toegediend. Dit gedurende 7 dagen. De infuuspomp is ingesteld op 12 dr/min.
a Een infuuszak wordt om 10.30 uur aangehangen. Wanneer is deze leeg?
b Hoeveel infuuszakken worden er per 24 uur gebruikt (niet afronden)?
c Hoeveel infuuszakken worden er in totaal verbruikt?

10 Antwoorden

Hoofdstuk 1

1
a 1400
b 1700
c 2000
d 1000

2
a 11.000
b 15.000
c 54.000
d 26.000

3
a 4000
b 3800
c 8000
d 7000

4
a 19.996
b 380
c 3010
d 2002

5
a 156
b 594
c 72.000
d 24.500
e 6,5
f 5,5
g 8,25
h 24

6
a 6,5
b 77,72
c 7,4
d 10.000
e 71
f 210
g 60

h 100
i 655
j 661
k 390
l 48
m 66.666
n 31

7
a 87
b 965,5
c 639
d 869,13
e 0,633

8 405

9
a € 1,50
b € 18,39
c € 66,14
d € 65,14

Intermezzo 1
1 b
2 d
3 a
4 b
5 d
6 a
7 d
8 c
9 b
10 b
11 d
12 a
13 d
14 b
15 b
16 a
17 a
18 a
19 d
20 b
21 a
22 d
23 d
24 d

10
a 450
b 60
c 8
d 15
e 7,55
f 73.000
g 2,4
h 72
i 96
j 0,72

11
a 588
b 62,5
c 4000
d 0,2
e 3
f 30
g 300
h 48
i 360

12 € 1536

13
a 68
b 680
c 680
d 600
e 630
f 6000
g 110.000
h 550
i 505,05
j 202
k 20.020
l 300
m 1500
n 6000
o 160
p 8
q 32
r 64
s 50
t 150
u 363
v 289

Intermezzo 2
1 a
2 d
3 b
4 a
5 d
6 a
7 d
8 c
9 d
10 c
11 a
12 c
13 a
14 a
15 d
16 a
17 d
18 a
19 d
20 a
21 c

14
a 2^2
b 4^2
c 38^2
d 256^2
e 3^4
f 7^3
g 4^4
h 10^3

15
a 16
b 27
c 100.000
d 81
e 125
f 144
g 900
h 20
i 252
j 25
k 11.000
l 64
m 243

16
a 10^3
b 10^4
c 10^6
d 10^9
e $2 \cdot 10^4$
f $2{,}5 \cdot 10^3$
g $7{,}5 \cdot 10^5$

17 Schrijf 'normaal' decimaal.
a 200
b 400.000
c 3.600.000
d 500.000.000

18
a 4000 en 30.000
a 16 en 20.000
b 125 en 5000
c 300 en 6.000.000

Hoofdstuk 2

1
a 2.000.000 µg
b 4000 mg
c 4000 µg
d 0,5 g
e 3500 g
f 5500 mg
g 0,375 mg
h 1000 µg
i 0,786 g
j 0,030 g
k 0,400 g

2
a 1000 cm^3
b 5720 cm^3
c 53.000 cm^3
d 5453 cm^3
e 0,001 dm^3
f 0,450 dm^3
g 0,075 dm^3
h 0,3752 dm^3

3
a 1000 ml
b 23.450 ml
c 2340 ml
d 250 ml
e 1,908 l
f 0,0908 l

4
a 10 l
b 0,023 l
c 46500 ml
d 0,452 dl
e 3450 cm³
f 0,0125 dm³

5 43 mm regen komt overeen met 43 liter per m².

6
a 20 dg
b 400 cg
c 4000 µg
d 0,3 mg
e 0,5 g
f 0,000375 g
g 0,001 g
h 786.000.000 µg

7
a 1 dm³
b 1500 g
c 6500 mg
d 0,050 g

8
a 8250 mm³
b 1600 cm³
c 0,250 g
d 0,75 kg

9
a 2050 mg
b 0,120 g
c 16.000 µg
d 25,5 mg
e 8,4 mg
f 450 µg
g 0,251 g
h 6980 mg
i 316 g
j 9 g

10
a 6000 mg; 6
b 0,000050 g
c 2300 ml
d 2000 mg paracetamol en 0,04 g codeïne
e 300 ml

II

b 600 cm²
c 8
d 5 cm
e 1200 cm²
f Hoe kleiner de deeltjes zijn, hoe groter het totale oppervlak wordt.
g Poedersuiker, want dat heeft kleinere deeltjes, en daarmee een groter oppervlak. Water kan er dus beter bij.

Hoofdstuk 3

1
a 65.536
b 2.815×10^{14}

2 34 uur

3
a 20
b $8{,}325 \cdot 10^{16}$
c $3{,}784 \cdot 10^{13}$
d 4
e 39,84 (of $3{,}984 \cdot 10^1$)
f $1 \cdot 10^2$ (of 100)

4
a $8{,}88 \cdot 10^{-14}$ liter
b $2{,}22 \cdot 10^{-12}$ millimol
c $\dfrac{10 \text{ mmol}}{0{,}4 \text{ liter}} = 25$ mmol/liter

5
a 2 uur en 30 minuten
b 3 uur en 45 minuten
c 2 uur, 53 minuten en 38,4 seconden
d 4 uur, 45 minuten en 54 seconden

6
a 16
b 6
c 12
d $3\dfrac{85}{89}$

Hoofdstuk 4

1
a $\dfrac{10}{13}$
b $\dfrac{10}{31}$

2

a $\frac{7}{18}$

b $\frac{5}{6}$

c $1\frac{1}{8}$ $\left(\frac{9}{8}\right)$

d $\frac{5}{6}$

e $\frac{21}{24}$

f $\frac{17}{24}$

g $\frac{19}{32}$

h $\frac{9}{30}$

3

a $\frac{8}{15}$

b $\frac{7}{8}$

c $\frac{13}{16}$

d $\frac{9}{32}$

e $\frac{7}{16}$

f $\frac{17}{320}$

g $\frac{5}{12}$

h $\frac{51}{84}$

4

a $\frac{4}{5}$

b $\frac{2}{11}$

c $\frac{1}{2}$

d $\frac{1}{5}$

e $\frac{2}{5}$

   f $\dfrac{1}{3}$

   g $\dfrac{4}{5}$

5
a $\dfrac{1}{6}$

b $\dfrac{1}{24}$

c 45

d $7\dfrac{1}{2}$

e 10

f 450

6
a 0,6
b 0,25
c 0,75
d 0,125
e 0,375
f 0,16
g 0,18
h 0,7
i 0,2
j 0,15
k 0,002
l 0,009

7
a 0,17
b 0,14
c 0,67
d 0,83

8
a 0,333
b 0,667
c 0,167

9
a $\dfrac{1}{8}$

b $\dfrac{3}{8}$

c $\dfrac{5}{8}$

d $\dfrac{7}{8}$

e $\dfrac{11}{20}$

f $5\frac{3}{4}$

g $25\frac{1}{4}$

h $625\frac{5}{8}$

Hoofdstuk 5

1 600

2 200 g

3
a € 2500
b € 3000
c € 3000

4 60%

5 34,0%

6
a 24%
b 1^e jaar: 105; 2^e jaar: 85; 3^e jaar: 60.

7 600

8
a 400 g
b 180 g

9
a 42%
b 38,2%
c 48%
d 30%

10
a Een wijnglas bevat 13,2 ml pure alcohol, het bierglas 12,5 ml en het borrelglas 12,25 ml.
b De bewering klopt niet (maar de verschillen zijn niet heel groot).

11 8,33%

12 33,33%

13
a $\frac{24}{24} = 1 = 100\%$

b $\frac{18}{24} \times 100\% = 75\%$

c $75\% \times 4\text{ g} = 3\text{ g}$

14
a € 40
b € 120
c € 72
d € 100
e € 45
f € 52

15
a € 4000
b € 3000
c € 90.000
d € 70.000
e 20.000 kg
f 20.000 kg

16 0,49‰

17 112,5 mg

18
a 925‰
b 2,775 g

Hoofdstuk 6

1 Als je 6 x zoveel water toevoegt, moet je 4200 ml water toevoegen. In totaal krijg je dan 4900 ml mengsel.

2 In totaal heb je 6 delen, en dat is 3 liter. 1 deel is 0,5 liter. Je neemt 0,5 liter limonadesiroop en 2,5 liter water.

3 Hamideh 3, Dayenne 12.

4 5000 ml = 5,000 l

5
a 2500 g tomaten
b **20** eetlepels

6
a 100 delen
b 60 ml
c 25 ml

7
a 200 delen
b 36 ml
c 150 ml

8 In totaal heb je voor 30 tubes nodig: 750 g krijt, 540 ml glycerine, 45 g pepermuntolie, 750 ml vers kraanwater, 300 ml afwasmiddel, 45 g Kukident en 180 zoetstoftabletjes.

9
a 1980 ml water; 2250 ml oplossing.
b 30 ml verdun je met 220 ml.
c In totaal heb je 66,7 ml.
d Je neemt 6,8 ml van de voorraadoplossing, in totaal krijg je 56,8 ml.

10
a 71,25 ml
b 233,33 ml

Hoofdstuk 7

1 5,5% v/v

2 21,11% v/v

3 12,5% v/v

4 1,33% v/v

5 82% v/v

6 6,25% v/v

7 216 mg

8 200 ml

9 87,5 ml

10 337,5 ml

11 140 ml

12 160 ml

13 722,5 ml

14 63,75 ml

15
a juist
b onjuist (het is evenveel)
c onjuist

16
a 20% m/v
b 5% m/v
c 0,25% m/v (het gaat om mg!)
d 0,01% m/v

17
a 20% v/v
b 5% v/v
c 5% v/v
d 1,25% v/v

18 4000 ml

19 700 ml = 0,7 l

20 1000 ml = 1 l

21 2000 ml = 2 l

22 6,67 l

23 40 ml van de geconcentreerde oplossing verdunnen met 160 ml water.

24 6,25 ml van de geconcentreerde oplossing verdunnen met 243,75 ml water.

25 36 ml van de geconcentreerde oplossing verdunnen met 964 ml water.

26 133,3 ml van de geconcentreerde oplossing verdunnen met 366,7 ml water.

Hoofdstuk 8

1 Je hebt 5 × 20 = 100 liter. Bij een verbruik van 4 liter per minuut heb je nog genoeg voor 25 minuten.

2 Je hebt 5 × 45 = 225 liter. Bij een verbruik van 5 liter per minuut heb je nog genoeg voor 45 minuten.

3 Je hebt 10 × 80 = 800 liter zuurstof. Bij een verbruik van 4 liter per minuut heb je genoeg voor 200 minuten. Als je dit deelt door 60 minuten per uur, dan heb je in ieder geval 3 hele uren. Er blijven daarnaast nog 20 minuten over. Het antwoord is ja, en er is geen tijd meer over.

4 Je hebt 10 × 120 = 1200 liter. Bij een gebruik van 3 liter per minuut heb je genoeg voor 400 minuten. 400 minuten is 6 uur en 40 minuten. Je hebt nog 1 uur en 25 minuten over.

5 Je hebt 5 × 170 = 850 liter. Bij een verbruik van 2 liter per minuut is dat 425 minuten. Dat is 7 uur en 5 minuten. Als je om 20.00 uur begint, dan heb je dus om 3.05 uur een lege fles.
Bij deze tijdsduur zou je 13 uur = 780 minuten à 2 liter per minuut = 1560 liter zuurstof moeten hebben. Je hebt een tekort van 710 liter.

6 Je hebt 10 × 150 = 1500 liter. Bij het verbruik van 2 liter per minuut heb je voor 750 minuten zuurstof. Dat is 12 uur en 30 minuten. Dit betekent dat je van 20.00 uur tot 8.30 uur voldoende zuurstof hebt. Deze keer haal je het wel.

7 Je hebt nodig: 8 × 60 = 480 minuten à 2,5 liter per minuut = 1200 liter zuurstof. Bij een cylinder van 10 liter moet de manometer minimaal op 120 bar staan.

Hoofdstuk 9

9.2 Rekenen met milligrammen

1 Een patiënt slikt 1800 mg naproxen. Dat is 1,8 g. Hij krijgt 3 zakjes naproxen van 600 mg per stuk.

2 Een patiënt slikt 2,25 g antibioticum. Dit is 2250 mg. Hij slikt 6 x per dag. De sterkte van 1 capsule is: 2250 mg : 6 = 375 mg antibioticum.

3 Een patiënt slikt 0,45 g pijnstiller per dag. Dit is 450 mg. Hij slikt dit 3 x per dag. De sterkte van 1 tablet is: 450 mg : 3 = 150 mg.

4 Uitspraak 2 is juist.

5 Alleen uitspraak 2 is juist.

6 210 mg

7 0,0042 g

8 3 × 3 ml = 9 ml × 24 = 216 mg

9 Per keer: 5 × 24 =120 mg; per 5 dagen 3 × 5 × 5 = 75 ml × 24mg = 1800 mg.

10 Per keer 3 × 1 mg = 3000 mg; per dag 3 × 3 × 1= 9000 mg; een flacon bevat 200 ml, per dag wordt er 9 ml gegeven; de flacon kan 22 hele dagen worden gebruikt.

11 Een tweede van de dosering is in dit geval 5 mg. Tien mg is in 15 ml opgelost. Hiervan neem je de helft, dit is 7,5 ml.

12 Een vierde van de dosering is in dit geval 2,5 mg. Tien mg is in 10 ml opgelost. Hiervan neem je een vierde deel, is 2,5 ml.

13 $\frac{3}{8}$ van de dosering is in dit geval 3,75 mg. Tien mg is in 6 ml opgelost. Hiervan neem je $\frac{3}{8}$, is 2,25 ml.

9.3 Rekenen met milligrammen en gewichten

1 81,25 mg

2 69,5 mg

3 63,75 mg

4 Per keer 495,5 mg; per dag 1486,5 mg.

5 Per keer 675 mg; per dag 2700 mg.

6 Per keer 198 mg; per dag 990 mg.

7 Capsules met 250 mg (25 × 30 : 3) antibioticum 15 capsules afleveren (5 dagen × 3 capsules).

8 Capsules met 375 mg (62,5 × 18 : 3) antibioticum 21 capsules afleveren (7 dagen × 3 capsules).

9 Uitgerekend 225 mg; 250 mg komt hier het dichtst bij.

10 Uitgerekend 351,96 mg; 375 mg komt hier het dichtst bij.

9.4 Rekenen met milliliters

1
a 750 ml
b 1500 ml
c 0,15 liter

2
a 300 ml
b 0,25 liter

3 5 dagen

4 8 dagen (300 : 35)

5 Ja

6 Ja

7 Nee

8 Nee

9 Ja

10 18 dagen

11 pos 2028 ml

12 neg −72 ml

13 pos 1140 ml

14 pos 925 ml

15 pos 1475 ml

16 pos 115 ml

Tabel 10.1 Vochtbalans			
vochtverlies	normale temperatuur	warm weer	langdurige zware arbeid
huid	350 ml	350 ml	350 ml
luchtwegen	350 ml	250 ml	650 ml
feces	100 ml	100 ml	100 ml
zweet	200 ml	1500 ml	5000 ml
urine	1500 ml	1300 ml	600 ml
totaal	2500 ml	3500 ml	6700 ml

9.5 Rekenen met milliliters en milligrammen

1
a juist
b juist
c onjuist
d juist

2 Per dag 15 ml (3 × 5 ml); 500 : 15 = 33; hij kan de fles 33 dagen gebruiken.

3 Melissa krijgt 9 ml morfinedrank per dag door de sonde; zij kan de flacon 11 dagen gebruiken.

4 Vul het volgende in met als uitgangsoplossing 15 mg/ml:
a 3 ml = 45 mg
b 10 ml = 150 mg
c 0,1 ml = 1,5 mg
d 1,2 ml = 18 mg
e 4 ml = 60 mg
f 8 ml = 120 mg
g 0,4 ml = 6 mg
h 2,4 ml = 36 mg

5 In voorraad: morfineampullen 100 mg/5 ml (let op de sterkte!). Vul onderstaande in:
a 3 ml = 60 mg
b 10 ml = 200 mg
c 0,1 ml = 2 mg
d 1,1 ml = 22 mg
e 4 ml = 80 mg
f 8 ml = 160 mg
g 0,4 ml = 8 mg
h 1,5 ml = 30 mg

6 1,5 ml

7 0,5 ml

8 1,5 ml

9 0,03 ml

10 2 ml (50 mg per keer = 2 ml).

11 Je hebt 12,5 ml oplossing nodig om 250 mg op te lossen tot 20 mg/ml (250 mg : 20).

12 Je hebt 10 ml oplossing nodig om 500 mg op te lossen tot 50 mg/ml (500 mg : 50).

13 Je hebt 5 ml oplossing nodig om 250 mg op te lossen tot 50 mg/ml (250 mg : 50).

14 Je hebt 20 ml oplossing nodig om 1000 mg op te lossen tot 50 mg/ml (1000 mg : 50).

15 Je hebt 8 ml oplossing nodig om 1000 mg op te lossen tot 125 mg/ml (1000 mg : 125).

16 Marion kreeg 76 × 10 = 760 µg/min. Voor 6 uur is dit 760 × 360 = 273.600 µg. Dit is gelijk aan 273,6 mg per 6 uur. De concentratie nitroglycerine is 1 mg/ml. Als Marion 273,6 mg heeft gekregen, is dit $\frac{273,6}{1}$ = 273,6 ml.

17 Hakan kreeg 5 × 90 = 450 µg/min. Voor 6 uur is dit 450 × 480 = 216.000 µg. Dit is gelijk aan 216 mg per 8 uur. De concentratie dobutamine is 12,5 mg/ml. Als Hakan 216 mg heeft gekregen, is dit $\frac{216}{12,5}$ = 17,3 ml.

18 Floor kreeg 72,3 × 5 = 361,5 µg/min. Voor 5 uur is dit 361,5 × 300 = 108.450 µg. Dit is gelijk aan 108,45 mg per 5 uur. De concentratie nitroglycerine is 1 mg/ml. Als Floor 108,45 mg heeft gekregen, is dit $\frac{108,45}{1}$ = 108,45 ml.

19 Tom kreeg 8 × 67 = 536 µg/min. Voor 7 uur is dit 536 × 420 = 225.120 µg. Dit is gelijk aan 225,12 mg per 7 uur. De concentratie dobutamine is 12,5 mg/ml. Als Tom 225,12 mg heeft gekregen, is dit $\frac{225,12}{12,5}$ = 18 ml.

20 Linda kreeg 0,0626 × 180 = 11,286 mg verapamil in 3 uur. De concentratie verapamil: een ampul bevat 5 mg verapamil, dit wordt verdund tot 50 ml. 5 mg in 50 ml is gelijk aan 0,1 mg/ml (5 : 50). Als Linda 11,285 mg heeft gekregen, is dit 11,285 : 0,1 = 112,85 ml. Er moesten 3 spuiten worden klaargelegd (112,85 : 50).

21 Fledder kreeg 0,4 × 82 = 32,8 mg/uur. Voor 8 uur is dit 32,8 × 8 = 262,4 mg. De concentratie disopyramide: een ampul bevat 50 mg disopyramide, dit wordt verdund tot 50 ml. 50 mg in 50 ml is gelijk aan 1 mg/ml (50 : 50). Als Fledder 262,4 mg heeft gekregen, is dit 262,4 : 1 = 262,4 ml.

22 Paul kreeg 0,4 × 115 = 46 mg/uur. Voor 3 uur is dit 46 × 3 = 138 mg. De concentratie disopyramide: een ampul bevat 50 mg disopyramide, dit wordt verdund tot 50 ml. Vijftig mg in 50 ml is gelijk aan 1 mg/ml (50 : 50). Als Paul 138 mg heeft gekregen, is dit 138 : 1 = 138 ml.

9.6 Rekenen met Internationale Eenheden (IE)

1
a 300 IE = 0,3 ml
b 2500 IE = 2,5 ml
c 10 IE = 0,01 ml
d 3000 IE = 3 ml
e 4 ml = 4000 IE
f 1,6 ml = 1600 IE
g **20** IE = 0,2 ml
h 12.500 IE = 12,5 ml

2 120 IE

3 's Morgens en 's middags 0,75 ml en 's avonds 130 IE.

4 De heer Albers krijgt 14,25 IE. Een ampul Actrapid bevat 100 IE per ml. Er moet 0,143 ml aan het infuus worden toegevoegd.

5 Mevrouw Van Wolde krijgt 7,05 IE. Een ampul Actrapid bevat 100 IE per ml. Er moet 0,0705 ml, afgerond 0,07 ml, aan het infuus worden toegevoegd.

6 0,2 ml

7 3.000.000 IE

8 20 ml toevoegen en 2,5 ml optrekken.

9 200 ml toevoegen en 0,35 ml optrekken.

10 37,5 ml toevoegen, 0,1 ml optrekken en in totaal 36 toedieningen.

11 20 ml toevoegen, 0,12 ml optrekken en in totaal 60 toedieningen.

12 100 ml toevoegen, 0,25 ml optrekken en in totaal 60 toedieningen.

9.7 Rekenen met procenten

1 5%-morfineoplossing wil zeggen: 5 g in 100 ml oplossing ofwel 5000 mg in 100 ml oplossing. De patiënt heeft 10 mg morfine nodig. Dit komt overeen met 0,2 ml (10 mg : 5000 mg × 100 ml).

2 3%-atropineoplossing wil zeggen: 3 g in 100 ml oplossing ofwel 3000 mg in 100 ml oplossing. De patiënt heeft 6 mg atropine nodig. Dit komt overeen met 0,2 ml (6 mg : 3000 mg × 100 ml).

3 5%-Cisordinoloplossing betekent: 5 g Cisordinol per 100 ml; je hebt 200 mg nodig, dit komt overeen met 4 ml (200 mg : 5000 mg × 100 ml). Een ampul bevat 2 ml, dus heb je 2 ampullen nodig.

4 Je hebt 0,3 mg nodig; een ampul bevat 0,005%, dat is 0,05 mg Fentanyl per ml. Hiervan heb je 6 ml nodig (0,3 mg : 0,05 mg × 10 ml).

5 2,5%-Vilanoplossing wil zeggen 2,5 g Vilan in 100 ml ofwel 2500 mg in 100 ml oplossing; in 2 ml zit dan 50 ml Vilan (2 : 100 × 2500 mg).

6 0,9 ml

7 20% wil zeggen: 20 g in 100 ml; in 50 g zit dan 250 ml (50 : 20 × 100).

8 15%-kaliumchloride wil zeggen: 15 g kaliumchloride in 100 ml ofwel 15.000 mg in 100 ml; 375 mg kaliumchloride komt overeen met 2,5 ml (375 mg : 15.000 mg × 100 ml).

9 Iedere spuit moet 1,25 ml geneesmiddeloplossing bevatten (25 : 20 × 1). Dus dit klopt niet; men heeft een rekenfout factor 10 gemaakt. Tip: de fabrikanten sluiten de verpakking zo veel mogelijk aan aan het gebruik. Het komt dus zelden voor dat je per spuit 12,5 ampullen moet openbreken!

10
a 10 : 2 × 30 ml = 150 ml
b 150 ml − 30 ml = 120 ml water toevoegen

11
1 : 5 × 100 ml = 20 ml

12 Je zou 400 ml van de voorraadoplossing nodig hebben (2 : 5 × 1000); die heb je niet, dus je kunt ook geen liter 2%-lysoloplossing maken. Wel kun je 750 ml (5 : 2 × 300) 2%-lysoloplossing maken door de totale voorraadoplossing te pakken en hieraan 450 ml water toe te voegen.

13
a 0,3 : 0,5 × 2000 = 1200 ml nodig van 0,5%-halamidoplossing
b 2000 ml − 1200 ml = 800 ml water toevoegen

14 2,5% wil zeggen: 2,5 g in 100 ml ofwel 2500 mg in 100 ml; 2 ml bevat 50 mg. Deze 50 mg zit in een spuit van 50 ml; berekening van concentratie is in g per ml, dus 0,05 : 50 × 100% = 0,1%.

15 4% is 4 g in 100 ml ofwel 4000 mg in 100 ml. 20 mg komt dan overeen met 0,5 ml (20 mg : 4000 mg × 100 ml); 1 ml komt overeen met 20 druppels; 0,5 ml komt overeen met 10 druppels.

16
a 4% betekent 40 mg in 1 ml; dus 40 mg pilocarpine in 1 ml oogdruppel. Per keer worden er 2 druppels toegediend.
   20 druppels = 1 ml; per keer 2 druppels; dit is gelijk aan 2 : 20 = 0,1 ml; 0,1 × 40 mg pilocarpine = 4 mg per keer; per dag 10 druppels; dit is gelijk aan 10 : 20 = 0,5 ml: 0,5 × 40 mg = 20 mg pilocarpine per dag.
b Per dag 10 druppels; dit is gelijk aan 0,5 ml; 1 oogdruppelflacon bevat 5 ml; meneer Jansen kan een flesje pilocarpine oogdruppels 10 dagen gebruiken.

9.8 Rekenen met infusen/druppelsnelheid

1 100 ml/uur

2 84 ml/uur

3 137,5 ml

4 88 ml/uur

5 37,5 ml

6 Lasixampullen bevatten 100 mg = 10 ml, dus 10 mg = 1 ml. De patiënt krijgt 25 mg per uur; de perfusiepomp moet op 2,5 ml/uur worden gezet (25 : 10 × 1 ml).

7 Morfineampullen bevatten 100 mg = 10 ml, dus 10 mg = 1 ml. De patiënt krijgt 5 mg per uur (120 : 24); de perfusiepomp moet op 0,5 ml/uur worden gezet (5 : 10 × 1ml).

8 1344 ml = 1,34 liter

9 3252 ml

10 450 ml = 0,45 liter

11 Moet 1000 ml per 24 uur = 41,67 ml per uur. Gelopen 500 ml – 250 ml = 250 ml in 2 uur; per uur 125 ml (250 : 2). Het infuus heeft 125 – 41,67 = 83,33 ml per uur te snel gelopen.

12 Moet 1500 ml per 24 uur = 62,5 ml per uur. Gelopen 500 ml – 50 ml = 450 ml in 4 uur; per uur 112,5 ml (450 : 4). Het infuus heeft 112,5 – 62,5 = 50 ml per uur te snel gelopen.

13 Moet 1250 ml per 24 uur = 52,08 ml per uur. Gelopen 500 ml – 450 ml = 50 ml in 3 uur; per uur 16,67 ml (50 : 3). Het infuus heeft 52,08 – 16,67 = 35,41 ml per uur te langzaam gelopen.

14 Moet 1000 ml per 24 uur = 41.67 ml per uur. Gelopen 500 ml – 300 ml = 200 ml in 2 uur; per uur 100 ml (200 : 2). Het infuus heeft 100 – 41,67 = 58,33 ml per uur te snel gelopen.

15 Moet 1500 ml per 24 uur = 62,5 ml per uur. Gelopen 500 ml – 300 ml = 200 ml in 4 uur; per uur 50 ml (200 : 4). Het infuus heeft 62,5 – 50 = 12,5 ml per uur te langzaam gelopen.

16 900 ml : 24 = 37,5 ml per uur; 37,5 : 60 = 0,626 ml per minuut. Gegeven: 1 ml komt overeen met 20 druppels; 0,625 × 20 = 12,5 = 12 druppels per minuut.

17 3400 ml : 24 = 141,667 ml per uur. Gegeven: 1 ml komt overeen met 20 druppels; 141,667 × 20 = 2833,33 = 2833 druppels per uur.

18 2500 ml : 24 = 104,167 ml per uur; 104,167 : 60 = 1,736 ml per minuut. Gegeven: 1 ml komt overeen met 20 druppels; 1,736 × 20 = 34,7 = 35 druppels per minuut.

19 30 druppels per minuut komt overeen met 1,5 ml infuusvloeistof per minuut. Gegeven: 20 druppels komen overeen met 1 ml (30 : 20 = 1,5 ml) infuusvloeistof per minuut; 1,5 ml per minuut = 90 ml infuusvloeistof per uur (1,5 ml × 60) = 1080 ml per 12 uur.

20 150 druppels per uur komt overeen met 7,5 ml infuusvloeistof per minuut. Gegeven: 20 druppels komen overeen met 1 ml (150 : 20 = 7,5 ml) infuusvloeistof per uur; 7,5 ml per uur = 360 ml per 48 uur.

21 75 druppels per minuut komt overeen met 3,75 ml infuusvloeistof per minuut. Gegeven: 20 druppels komen overeen met 1 ml (75 : 20 = 3,75 ml) infuusvloeistof per minuut; 3,75 ml per minuut = 225 ml infuusvloeistof per uur (3,75 ml × 60) = 8100 ml per 36 uur.

22 Druppelsnelheid uitgedrukt in ml = 1,5 ml per minuut (30 druppels : 20 druppels). Er zit nog 150 ml infuusvloeistof in een zak; dit betekent dat het infuus nog 100 minuten (150 ml : 1,5 ml) kan lopen.

23 Er zit nog 270 ml infuusvloeistof in de infuuszak; per minuut wordt er 0,5 ml infuusvloeistof toegediend. Het infuus kan nog 540 minuten (270 ml : 0,5 ml) = 9 uur lopen

24
a 1 liter is 1000 ml; het infuus bevat 0,9% NaCl en 2,5% glucose. 0,9% van 1000 ml = 9 g NaCl en 2,5% van 1000 ml = 25 g glucose.
b 1000 ml komt overeen met 20.000 druppels (20 druppels komt overeen met 1 ml). 20.000 druppels per 24 uur = 14 dr/min.

25
a Een infuuszak bevat 60 ml (50 ml + 10 ml antibiotica); de infuuspomp is ingesteld op 10 ml per uur; looptijd van 1 infuuszak 60 : 10 = 6 uur; de zak wordt om 8.25 uur aangehangen en moet rond 14.15 uur worden vervangen.
b 1 zak per 6 uur; per 24 uur zijn dit 4 infuuszakken met antibiotica.
c Voor 10 dagen betekent dit 10 × 4 = 40 infuuszakken met antibiotica.

26
a Een infuuszak bevat 108 ml (100 ml + 8 ml antibiotica); de infuuspomp is ingesteld op 12 dr/min; 10 dr/min = 0,6 ml/min = 36 ml per uur; looptijd van 1 infuuszak 108 : 36 = 3 uur; de zak wordt om 10.30 uur aangehangen en moet rond 13.30 uur worden vervangen.
b 1 zak per 3 uur; per 24 uur zijn dit 8 infuuszakken met antibiotica.
c Voor 7 dagen betekent dit 8 × 7 = 56 infuuszakken met antibiotica.

GPSR Compliance
The European Union's (EU) General Product Safety Regulation (GPSR) is a set of rules that requires consumer products to be safe and our obligations to ensure this.

If you have any concerns about our products, you can contact us on

ProductSafety@springernature.com

In case Publisher is established outside the EU, the EU authorized representative is:

Springer Nature Customer Service Center GmbH
Europaplatz 3
69115 Heidelberg, Germany

www.ingramcontent.com/pod-product-compliance
Ingram Content Group UK Ltd.
Pitfield, Milton Keynes, MK11 3LW, UK
UKHW051524180426
11947UKWH00018B/1556